# 现代医学护理要点

## XIANDAI YIXUE
## HULI YAODIAN

主编 王桂兰 王静 肖乾 朱梦云 张芳

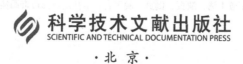

科学技术文献出版社
SCIENTIFIC AND TECHNICAL DOCUMENTATION PRESS
·北京·

图书在版编目（CIP）数据

现代医学护理要点 / 王桂兰等主编. — 北京：科学技术文献出版社，2018.10
ISBN 978-7-5189-4906-9

Ⅰ . ①现… Ⅱ . ①王… Ⅲ . ①护理学 Ⅳ . ①R47

中国版本图书馆CIP数据核字(2018)第244471号

## 现代医学护理要点

策划编辑：曹沧晔　　　责任编辑：曹沧晔　　　责任校对：赵　瑗　　　责任出版：张志平

| | |
|---|---|
| 出 版 者 | 科学技术文献出版社 |
| 地　　址 | 北京市复兴路15号　邮编 100038 |
| 编 务 部 | (010) 58882938，58882087（传真） |
| 发 行 部 | (010) 58882868，58882870（传真） |
| 邮 购 部 | (010) 58882873 |
| 官方网址 | www.stdp.com.cn |
| 发 行 者 | 科学技术文献出版社发行　全国各地新华书店经销 |
| 印 刷 者 | 济南大地图文快印有限公司 |
| 版　　次 | 2018年10月第1版　2018年10月第1次印刷 |
| 开　　本 | 880×1230　1/16 |
| 字　　数 | 269千 |
| 印　　张 | 9 |
| 书　　号 | ISBN 978-7-5189-4906-9 |
| 定　　价 | 148.00元 |

# 前　言

当今社会，随着社会经济发展，人们越来越重视医疗服务质量。同时，在诊治疾病过程中，护理已经成为不可或缺的一部分。为更好地给患者提供高质量护理，缓解医患关系，减轻患者经济负担，提高患者生活质量，促进社会和谐。本书作者参考大量国内外文献资料，结合国内临床实际情况，编写了本书。

本书首先详细介绍了常规护理新技术、急诊护理；其次重点阐述了临床常见疾病护理，包括妇产科、儿科等疾病护理内容。本书的作者，均从事本专业多年，具有丰富的临床经验和深厚的理论功底，希望本书能为医护工作者处理相关问题提供参考，也可作为医学院校学生和基层医生学习之用。

在编写过程中，由于作者较多，写作方式和文笔风格不一，再加上时间有限，难免存在疏漏和不足之处，望广大读者提出宝贵的意见和建议，以便日臻完善，谢谢。

编　者

2018 年 10 月

# 目　录

# 第一章

# 常规护理新技术

## 第一节　新型采血法

### 一、一次性定量自动静脉采血器采血法

一次性定量自动静脉采血器，用于护理和医疗检测工作，与注射器采血相比较，可预防交叉感染，特别是有各种已配好试剂的采血管，这不仅减少了化验和护理人员配剂加药工作量，而且可避免差错发生。

#### （一）特点

1. 专用性　专供采集静脉血样标本用。血液可直接通过胶管吸入负压贮血管内。血液完全与外界隔离，避免了溶血和交叉感染，提高了检测的准确度。

2. 多功能　已配备各种抗凝剂、促凝剂，分别适用于各种检验工作。改变了长期以来存在的由于检验、护理人员相关知识不协调，导致试剂成分与剂量不规范，影响检测效果的现状。

3. 高效率　一次性定量自动静脉采血器不需人力拉引，不需另配试管、试剂和注射器，可一针多管采取血样标本，还可一针多用，采完血不必拔出针头又可输液，是注射器采血时间的三分之二。从而大大减轻了护理、检验人员的劳动强度和患者的痛苦，也不会因反复抽注造成溶血。

#### （二）系列采血管

1. 普通采血管　方法与应用如下。

（1）适应检测项目：①血清电解质钾、钠、氯、钙、磷、镁、铁、铜离子测定。②肝功能、肾功能、总蛋白、A/G 比值、蛋白电泳、尿素氮、肌酐、尿酸、血脂、葡萄糖、心肌酶、风湿系列等生化测定。③各种血清学、免疫学等项目测定。如：抗"O"、RF、ALP、AFP、HCG、ANA、CEA、Ig、$T_3$、$T_4$、补体 $C_3$、肥达试验、外斐反应及狼疮细胞检查等。

（2）采集方法：在接通双针头后至采血完毕，将贮血管平置、送检。

2. 3.8% 枸橼酸钠抗凝采血管　方法与应用如下。

（1）适用检测项目：魏氏法血细胞沉降率测定专用。

（2）在接通双针头后至采血完毕，将贮血管轻轻倒摇动 4~5 次，使抗凝剂充分与血液混匀，达到抗凝的目的后送检。

3. 肝素抗凝采血管　方法与应用如下。

（1）适用检测项目：血流变学测定（采血量不少于 5mL），红细胞比，微量元素检测。

（2）采集方法：接通双针头后至采血完毕，将采血管轻轻抖动 4~5 次，使抗凝剂充分与血液混匀，达到抗凝的目的后送检。

注意：本采血管不适用作酶类测定。

4. EDTA（乙二胺四乙酸）抗凝采血管　方法与应用如下。

（1）适用检测项目：温氏法血沉及血细胞比容检查，全血或血浆生化分析，纤维蛋白原测定，各

种血细胞计数、分类及形态观察，贫血及溶血，红细胞病理、血红蛋白检查分析。

（2）采集方法：同肝素抗凝采血管。

5. 草酸钠抗凝采血管　方法与应用如下。

（1）适应检测项目：主要用于凝血现象的检查测定。

（2）采集方法：同肝素抗凝采血管。

### （三）使用方法

（1）检查真空试管是否密封，观察试管密封胶塞的顶部是否凹平，如果凸出则说明密封不合格，需更换试管。

（2）按常规扎上止血带，局部皮肤消毒。

（3）取出小包装内双针头，持有柄针头，取下针头保护套，刺入静脉。

（4）见到小胶管内有回血时，立即将另端针头（不需取下针头套）刺入贮血管上橡胶塞中心进针处，即自动采血。

（5）待达到采血量时，先拔出静脉上针头，再拔掉橡皮塞上的针头，即采血完毕（如果需多管采血时，不需拔掉静脉上针头，只需将橡胶塞上针头拔出并刺入另一贮血管即可）。

（6）如需抗凝血，需将每支贮血管轻轻倒摇动 4~5 次，使血液与抗凝剂完全混匀后，平置送检。如不需抗凝的血，则不必倒摇动，平置送检即可。

### （四）注意事项

（1）包装破损严禁使用。

（2）一次性使用后销毁。

（3）环氧乙烷灭菌，有效期两年。

## 二、小静脉逆行穿刺采血法

常规静脉取血，进针的方向与血流方向一致，在静脉管腔较大的情况下，取血针的刺入对血流影响不明显。如果穿刺的是小静脉，血流就会被取血穿刺针阻滞，针头部位就没有血流或血流不畅，不容易取出血来。小静脉逆行穿刺采血法的关键是逆行穿刺，也就是针头指向远心端，针头迎着血流穿刺，针体阻止血液回流，恰好使针头部位血流充盈，更有利于取血。

1. 操作方法　如下所述。

（1）选择手腕、手背、足腕、足背或身体其他部位充盈好的小静脉。

（2）常规消毒，可以不扎止血带。

（3）根据取血量选用适宜的一次性注射器和针头。

（4）针头指向远心端，逆行穿刺，针头刺入小静脉管腔 3~5mm，固定针管，轻拉针栓即有血液进入针管。

（5）采足需要血量后，拔出针头，消毒棉球按压穿刺部位。

2. 注意事项　如下所述。

（1）尽可能选择充盈好的小静脉。

（2）可通过按压小静脉两端仔细鉴别血液流向。

（3）注射器不能漏气。

（4）固定针管要牢，拉动针栓要轻，动作不可过大。

（5）本方法特别适用于肥胖者及婴幼儿静脉取血。

## 三、细小静脉直接滴入采血法

在临床护理中，对一些慢性病患者特别是消耗性疾病的患者进行常规静脉抽血采集血标本时，常因针管漏气、小静脉管腔等原因导致标本溶血，抽血不成功。给护理工作带来很大麻烦。而细小静脉直接滴入采血法,不仅能减轻患者的痛苦,而且还能为临床提供准确的检验数据。

1. 操作方法 如下所述。

(1) 选择手指背静脉、足趾背浅静脉、掌侧指间小静脉。

(2) 常规消毒:在所选用的细小静脉旁或上方缓慢进针,见回血后立即用胶布将针栓固定,暂不松开止血带。

(3) 去掉与针栓相接的注射器,将试管接于针栓下方约1cm处,利用止血带的阻力和静脉本身的压力使血液自行缓缓沿试管壁滴入至所需量为止。

(4) 为防凝血,可边接边轻轻旋转试管,使抗凝剂和血液充分混匀。

(5) 操作完毕,松止血带,迅速拔出针头,用棉签压住穿刺点。

2. 注意事项 如下所述。

(1) 选血管时,不要过分拍挤静脉或扎止血带过久,以免造成局部瘀血和缺氧,致使血液成分遭破坏而致溶血。

(2) 进针深浅度适宜,见回血后不要再进针。

(3) 固定头皮针时,动作要轻柔,嘱患者不要活动,以达到滴血通畅。

(4) 此方法适用于急慢性白血病、肾病综合征和消化道癌症等患者。

# 四、新生儿后囟采血法

在临床护理中,给新生儿特别是早产儿抽血采集血标本时,常因血管细小,管腔内血液含量相对较少而造成操作失败,以致延误诊断和抢救时机,后囟采血法是将新生儿或2~3个月以内未闭合的后囟作为采集血标本的部位,这种方法操作简便,成功率高,安全可靠。

1. 操作方法 如下所述。

(1) 穿刺部位在后囟中央点,此处为窦汇,是头颈部较大的静脉腔隙。

(2) 患儿右侧卧位,面向操作者,右耳下方稍垫高,助手固定患儿头及肩部。

(3) 将后囟毛发剃净,面积为$5 \sim 8cm^2$,用2.5%碘酒消毒皮肤,75%乙醇脱碘。用同样的方法消毒操作者左手示指,并在后囟中央点固定皮肤。

(4) 右手持注射器,中指固定针栓,针头斜面向上,手及腕部紧靠患儿头(作为固定支点),针头向患儿口鼻方向由后囟中央点垂直刺入进针约0.5cm,略有落空感后松开左手,试抽注射器活塞见回血,抽取所需血量后拔针,用消毒干棉签按压3~5分钟,不出血即可。

2. 注意事项 如下所述。

(1) 严格无菌操作,消毒皮肤范围应广泛,避免细菌进入血液循环及颅内引起感染。

(2) 对严重呼吸衰竭,有出血倾向,特别是颅内出血的患儿禁用此方法。

(3) 进针时右手及胸部应紧靠患儿头部以固定针头,避免用力过度进针太深而刺伤脑组织。

(4) 进针后抽不到回血时,可将针头稍进或稍退,也可将针头退至皮下稍移位后再刺入,切忌针头反复穿刺,以防感染或损伤脑组织。

(5) 操作过程中,严密观察患儿的面色、呼吸,如有变化立即停止操作。

# 五、脐带血采集方法

人类脐带血含有丰富的造血细胞,具有不同于骨髓及外周血的许多特点,这种通常被废弃的血源,可提供相当数量的造血细胞,用于造血细胞移植。脐带血还可提供免疫球蛋白,提高机体免疫力,因而近年来,人脐带血已开始应用于临床并显示出广泛的应用前景。

1. 操作方法 如下所述。

(1) 在胎儿着冠前,按无菌操作规程的要求准备好血袋和回输器,同时做好采血的消毒准备。

(2) 选择最佳采集时间,在避免胎儿窘迫的前提下,缩短第二产程时间,胎盘剥离之前是理想的采集时机。

（3）胎儿娩出后立即用碘酒、酒精消毒脐轮端以上脐带约 10cm，然后用两把止血钳夹住脐带，其中一把止血钳用钳带圈套好，距脐轮 1cm 处夹住脐带，另一把钳与此相距 2cm，并立即用脐带剪断脐。

（4）迅速选择母体端脐带血管暴起处作为穿刺部位，采血，收集脐带血适量后，再用常规消毒方法严格消毒回输器与血袋连接处，立即封口形成无菌血袋。

（5）采集后留好血交叉标本，立即送检、储存，冷藏温度为 -4℃，保存期 10 天。

2. 注意事项  如下所述。

（1）采集的对象应是各项检验和检查指标均在正常范围的产妇。

（2）凡甲肝、乙肝、丙肝患者，不得采集：羊水Ⅲ°污染及羊水中有胎粪者，脐带被胎粪污染者不采集。早产、胎盘早剥、前置胎盘、孕妇贫血或娩出呼吸窘迫新生儿的产妇不采集。

（3）脐带血的采集，应选择素质好、责任心强、操作技术熟练的护士专人负责，未经培训者不得上岗。

（4）严格把好使用检查关，脐带血收集后，须由检验科鉴定脐带血型。使用时须与受血者做交叉配血试验，血型相同者方可使用。

（王桂兰）

# 第二节  注射新方法

各种药物进行肌内注射时，都可采用乙型注射法。此法简便易行，可减少患者注射时疼痛，特别是可显著减轻其注射后疼痛，尤其适用于需长时间接受肌内注射者。

## 一、常规操作

1. 操作方法  如下所述。

（1）常规吸药后更换一无菌针头。

（2）选取注射部位，常规消毒皮肤，用左手将注射部位皮肤、皮下组织向一侧牵拉或向下牵拉，用左手拇指和食指拔掉针头帽，其余各指继续牵拉皮肤。

（3）右手将注射器内空气排尽后，刺入注射部位，抽吸无回血后注入药液，注射完毕立即拔针，放松皮肤，使得药液封闭在肌肉组织内。

2. 注意事项  如下所述。

（1）如注射右旋糖酐铁时，注药完毕后需停留 10 秒后拔出针头，放松皮肤及皮下组织。

（2）禁止按摩注射部位，以避免药物进入皮下组织产生刺激而引起疼痛。

## 二、水肿患者的静脉穿刺方法

临床工作中，水肿患者由于明显的水肿，肢体肿胀，看不到也触及不到静脉血管，患者需要静脉注射或滴注治疗时，就会遇到困难，现介绍一种简便方法。

用两条止血带，上下相距约 15cm，捆扎患者的肢体，肢体远端一条最好选用较宽的止血带，捆在患者的腕部、肘部或踝部。捆扎 1 分钟后，松开下面一条止血带，便在此部位看到靛蓝色的静脉，行静脉穿刺。

该方法亦适用于因肥胖而难以进行静脉穿刺的患者。

## 三、小静脉穿刺新法

患者因长期输液或输入各种抗癌药物，血管壁弹性越来越差，血管充盈不良，给静脉穿刺带来很大困难。此时如能有效利用小静脉，既可减轻患者痛苦，又能使较大血管壁弹性逐渐恢复。

其方法是：用棉签蘸 1% 硝酸甘油均匀涂在患者手背上，然后用湿热小毛巾置于拟输液部位 3 分钟左右，表浅小静脉迅速充盈，此时可进行静脉穿刺。因湿热毛巾外敷促使血管扩张，并可增加硝酸甘油的渗透作用，而硝酸甘油具有扩张局部静脉作用。

此方法适用于慢性衰竭及末梢循环不良者，静脉不清晰的小儿患者，长期静脉输液或输入刺激性药物后血管硬化者，休克患者，术前需紧急输入液体但静脉穿刺困难而局部热敷按摩无效者。

## 四、氦氖激光静脉穿刺新方法

氦氖激光治疗仪是采用特定波长的激光束，通过光导纤维置入人体血管内对血液进行净化照射的仪器。氦氖激光在治疗时是通过静脉穿刺来完成的。如采用激光套管针进行静脉穿刺，易造成穿刺失败，如改用 9 号头皮针进行静脉穿刺，取代套管针，不仅节省原材料，还能减轻患者痛苦。

1. 操作方法　如下所述。

（1）首先接通电源，打开机器开关，根据需要调节功率，一般在 1.5 ~ 2.2mV，每次照射 60 ~ 90 分钟。

（2）将激光针用 2% 戊二醛溶液浸泡 30 分钟后取出，用 0.1% 肝素盐水冲洗，以免戊二醛溶液损伤组织细胞。

（3）将 9 号头皮针末端硅胶管部分拔掉，留下带有约 1cm 长塑料部分的针头。将激光针插入头皮针腔内，安置于纤维管前端的针柄上拧紧螺帽。

（4）选择较粗直的肘正中静脉、头静脉或手背静脉、大隐静脉，将脉枕放在穿刺部位下于穿刺点上方约 6cm 处，扎紧止血带。

（5）常规消毒，针尖斜面向上使穿刺针与皮肤成 15°角，刺入皮下再沿静脉走向潜行刺入静脉将激光针稍向外拉，见头皮针末端的塑料腔内有回血后，再轻轻送回原处。

（6）松止血带，胶布固定，将复位键打开使定时键为 0 并计时。

2. 注意事项　如下所述。

（1）每次治疗应随时观察病情变化，如患者出现兴奋、烦躁不安，心慌等可适当调节输出功率，缩短照射时间。

（2）为防止突然断电不能准确计时，应采用定时键与其他计时器同时计时。

（3）治疗结束后关闭电源，将头皮针和激光针一起拔出。将激光针用清水清洗干净后浸泡于 2% 戊二醛溶液中待用。

## 五、冷光乳腺检查仪用于小儿静脉穿刺

小儿静脉穿刺一直沿用着凭肉眼及手感来寻找静脉的方法。由于小儿皮下脂肪厚，皮下静脉细小，尤其伴有肥胖、水肿、脱水时常给静脉穿刺带来困难。冷光乳腺检查仪不仅能把乳腺肿物的大小、透光度显示出来，还能清晰地显示出皮下静脉的分布走行。应用乳腺检查仪，可大大加快寻找静脉的速度，尤其能将肉眼看不到、手摸不清的静脉清晰地显示出来，提高了穿刺成功率。特别是为危重病儿赢得了抢救时间，提高了护士的工作效率，可减轻患儿不必要的痛苦，取得家长的信任和支持，密切护患关系。

1. 操作方法　如下所述。

（1）四肢静脉的选择：按常规选择好穿刺部位，以手背静脉为例，操作者左手固定患儿手部，右手将冷光乳腺检查仪探头垂直置于患儿掌心，让光束透射手掌，推动探头手柄上的滑动开关，调节光的强度，便可把手背部静脉清晰地显示出来，选择较大的静脉行常规消毒穿刺。

（2）头皮静脉的选择：按常用穿刺部位，以颞静脉为例，首先在颞部备皮，操作者以左手固定患儿头部，右手将探头垂直抵于颞部皮肤，移动探头并调节光的强度，可在探头周围形成的透射区内寻找较粗大的静脉，常规消毒穿刺。

2. 注意事项　如下所述。

（1）调节光的强度应由弱到强，直到显示清晰。

（2）四肢静脉以手背静脉、足背静脉效果最佳。

## 六、普通头皮针直接锁骨下静脉穿刺法

在临床危重患者的抢救中，静脉给药是抢救成功的最可靠的保证，特别是危重婴幼儿患者，静脉通道能否尽快建立成为抢救成功与否的关键。对于浅表静脉穿刺特别困难者，以往大多采用传统的静脉切开法或较为先进的锁骨下静脉穿刺法，但这两种方法难度较高，且又多用于成年患者，用普通头皮针直接锁骨下静脉穿刺，便可以解决这一难题。

1. 操作方法 如下所述。

（1）定位：①体位：患者取仰卧位，枕垫于肩下，使颈部充分暴露。②定点：取锁骨的肩峰端与胸锁关节连线的内 1/3 作为进针点。③定向：取胸骨上端与喉结连线的 1/2 处与进针点连线，此线为进针方向。

（2）进针：将穿刺部位做常规消毒，在定点上沿锁骨下缘进针，针尖朝进针方向，进针深度视患儿年龄的大小、体质的胖瘦而定，一般为 2.0~2.5cm，见回血后再继续进针 2~3mm 即可。

（3）固定：针进入血管后保持 45°角左右的斜度立于皮肤上，所以固定前应先在针柄下方支垫少许棉球，再将胶布交叉贴于针柄及皮肤上以防针头左右摆动，将部分输液管固定在皮肤上，以防牵拉输液管时引起针头移位或脱落。

2. 注意事项 如下所述。

（1）输液期间尽量减少活动，若行检查、治疗及护理时应注意保护穿刺部位。

（2）经常检查穿刺部位是否漏液，特别是穿刺初期，按压穿刺部位周围有无皮下气肿及血肿。

（3）在排除原发性疾病引起的呼吸改变后，应注意观察患儿的呼吸频率、节律是否有改变，口唇是否有发绀现象。因锁骨下静脉的后壁与胸膜之间的距离仅为 5~7mm，以防针尖透过血管，穿破胸膜，造成血胸、气胸。

（4）拔针时，用无菌棉球用力按压局部 3~5 分钟，以免因局部渗血而形成皮下血肿，影响患儿的呼吸及再次注射。若需保留针头，其方法与常规浅表静脉穿刺保留法相同。

## 七、高压氧舱内静脉输液法

高压氧舱内静脉输液，必须保持输液瓶内外压力一致，如果产生压差，则会出现气、液体均流向低压区，而发生气泡、液体外溢等严重后果。若将密闭式输液原通气方向改变，能较好地解决高压氧舱内静脉输液的排气，保持气体通畅，使输液瓶内与舱内压力一致，从而避免压差现象。

1. 操作方法 如下所述。

（1）患者静脉输液时，全部使用塑料瓶装，容量为 500mL 的静脉用液体。

（2）取一次输液器，按常规操作为患者静脉输液，操作完毕，将输液瓶倒挂于输液架。

（3）用碘酒消毒该输液瓶底部或侧面（距液面 5cm 以上）。

（4）将密闭式输液瓶的通气针头从下面的瓶口处拔出，迅速插入输液瓶底部或侧面已消毒好的部位，使通气针头从瓶口移至瓶底，改变原来的通气方向。

（5）调节墨菲滴管内液面至 1/2 高度，全部操作完成，此时患者方可进入高压氧舱接受治疗。

2. 注意事项 如下所述。

（1）舱内禁止使用玻璃装密闭式静脉输液。

（2）使用三通式静脉输液器时，需关闭通气孔，按上述操作方法，在瓶底或瓶侧插入一个 18 号粗针头即可。

（3）使用软塑料袋装静脉输液时，需夹闭原通气孔，按上述操作方法，在塑料袋顶端刺入一个 18 号粗针头，即可接受高压氧治疗。

## 八、静脉穿刺后新型拔针法

在临床中静脉穿刺拔针时，通常采用左凤林、王艳兰、韩斗玲主编的《基础护理学》（第 2 版）教

材中所介绍的"用干棉签按压穿刺点，迅速拔出针头"的方法（下称旧法），运用此法操作，患者血管损伤和疼痛明显。如果将操作顺序调换为"迅速拔出针头，立即用干棉签按压穿刺点"（下称新法），可使患者的血管损伤和疼痛大为减轻。

经病理学研究和临床实验观察，由于旧法拔针是先用干棉签按压穿刺点，后迅速拔出针头，锋利的针刃是在压力作用下退出血管，这样针刃势必会对血管造成机械性的切割损伤，致血管壁受损甚至破裂。在这种伤害性刺激作用下，可释放某些致痛物质并作用于血管壁上的神经末梢而产生痛觉冲动。由于血管受损，红细胞及其他血浆成分漏出管周，故出现管周瘀血。由于血管内皮损伤，胶原暴露，继发血栓形成和血栓机化而阻塞管腔。由于血管壁损伤液体及细胞漏出，引起管周大量结缔组织增生，致使管壁增厚变硬，管腔缩小或闭塞，引起较重的病理变化。

新法拔针是先拔出针头，再立即用干棉签按压穿刺点。针头在没有压力的情况下退出管腔，因而减轻甚至去除了针刃对血管造成的机械性切割损伤，各种病理变化均较旧法拔针轻微。

## 九、动脉穿刺点压迫止血新方法

目前，介入性检查及治疗已广泛地应用于临床，术后并发皮下血肿者时有发生，尤以动脉穿刺后多见。其原因主要是压迫止血方法不当，又无直观的效果判断指标。如果采用压迫止血新方法，可有效地预防该并发症的发生。

其方法是，当动脉导管及其鞘拔出后，立即以左手食、中二指并拢重压皮肤穿刺口靠近心端2cm左右处即动脉穿刺口处，保持皮肤穿刺口的开放，使皮下积血能及时排出，用无菌纱布及时擦拭皮肤穿刺口的出血（以防凝血块形成而过早被堵住）。同时调整指压力量直至皮肤穿刺口无持续性出血则证明指压有效，继续压迫15～20分钟，先抬起两指少许，观察皮肤穿刺口无出血可终止压迫，再以弹性绷带加压包扎。

## 十、动、静脉留置针输液法

动、静脉留置针输液是近几年兴起的一种新的输液方法。它选择血管广泛，不易引起刺破血管形成血肿，能多次使用同一血管，维持输液时间长，短时间内可输入大量液体，是烧伤休克期、烧伤手术期及术后维持输液的理想方法。

1. 操作方法　如下所述。

（1）血管及留置针的选择：应选择较粗且较直的血管。血管的直径在1cm左右，前端有一定弯曲者也可。一般选择股静脉、颈外静脉、头静脉、肘正中静脉、前臂浅表静脉、大隐静脉，也可选择颞浅静脉、额正中静脉、手背静脉等。留置针选择按血管粗细、长度而定。股静脉选择16G留置针，颈外静脉、头静脉、肘正中静脉、前臂浅表静脉、大隐静脉可选用14～20G留置针，其他部位宜选用18～24G留置针。

（2）穿刺方法：进针部位用1%普鲁卡因或利多卡因0.2mL行局部浸润麻醉约30秒后进针，进针方法同一般静脉穿刺，回血后将留置针外管沿血管方向推进，外留0.5～2.0cm。左手按压留置针管尖部上方血管，以免出血或空气进入，退出针芯、接通输液。股静脉穿刺在腹股沟韧带股动脉内侧采用45°角斜刺进针，见回血后同上述穿刺方法输液，但股静脉穿刺因其选择针体较长，操作时应戴无菌手套。

（3）固定方法：①用3M系列透明粘胶纸5cm×10cm规格贴于穿刺部位，以固定针体及保护针眼，此法固定牢固、简便，且粘胶纸有一定的伸缩性，用于正常皮肤关节部位的输液，效果较好。②缝合固定：将留置针缝合于局部皮肤上，针眼处用棉球加以保护，此方法多用于通过创面穿刺的针体固定或躁动不安的患者。③采用普通医用胶布同一般静脉输液，多用于前臂、手背等处小静脉。

2. 注意事项　如下所述。

（1）行股静脉穿刺输液时应注意以下几点：①因股静脉所处部位较隐蔽，输液过程中要注意观察局部有无肿胀，防止留置针管脱出致液体输入皮下。②因血管粗大，输液速度很快，应防止输液过快或液体走空发生肺水肿或空气栓塞。③若回血凝固，管道内所形成的血凝块较大，应用 5~10mL 无菌注射器接于留置针局部将血凝块抽出，回血通畅后接通输液，若抽吸不出，应拔除留置针，避免加压冲洗管道，防止血凝块脱落导致血栓栓塞。④连续输液期间每日应更换输液器 1 次，针眼周围皮肤每日用碘酒、酒精消毒后针眼处再盖以酒精棉球和无菌纱布予以保护。

（2）通过创面穿刺者，针眼局部每日用 0.2% 氯己定液清洗 2 次，用油纱布及无菌纱布覆盖保护，若局部为焦痂每日可用 2% 碘酒涂擦 3 次~4 次，针眼处用碘酒棉球及无菌纱布保护。

（3）对前端血管发红或局部液体外渗肿胀者应立即予以拔除。

（4）留置针管同硅胶导管，其尖端易形成血栓，为侵入的细菌提供繁殖条件，故一般保留 3~7 天。若行痂下静脉穿刺输液，保留时间不超过 3 天。

# 十一、骨髓内输注技术

骨髓内输注是目前欧美一些国家小儿急救的一项常规技术。小儿急救时，常因中央静脉插管困难及静脉切开浪费时间，休克导致外周血管塌陷等原因而无法建立静脉通道，采用骨髓内输注法进行急救，安全、省时、高效。因长骨有丰富的血管网，髓内静脉系统较为完善，髓腔由海绵状的静脉窦隙网组成，髓窦的血液经中央静脉管回流入全身循环。若将髓腔视为坚硬的静脉通道，即使在严重休克时或心脏停搏时亦不塌陷。当然，骨髓内输注技术并不能完全取代血管内输注，只不过为血管内输注技术一项有效的补充替代方法，仅局限于急救治疗中静脉通路建立失败而且适时建立通路可以明显改善预后的患者。

1. 适应证和禁忌证　心脏停搏、休克、广泛性烧伤、严重创伤以及危及生命的癫痫持续状态的患者，可选择骨髓内输注技术。患有骨硬化症、骨发育不良症、同侧肢体骨折的患者，不宜采用此技术，若穿刺部位出现蜂窝织炎，烧伤感染或皮肤严重撕脱则应另选它处。

2. 操作方法　如下所述。

（1）骨髓穿刺针的选择：骨髓内输注穿刺针采用骨髓穿刺针、15~18 号伊利诺斯骨髓穿刺针或 Sur-Fast（美国产）骨髓穿刺针。18~20 号骨髓穿刺针适用于 18 个月以下婴幼儿、稍大一些小儿可采用 13~16 号针。

（2）穿刺部位的选择：最常用的穿刺部位是股骨远端和胫骨远、近端，多数首选胫骨近端，因其有较宽的平面，软组织少，骨性标志明显，但 6 岁以上小儿或成人常因该部位厚硬，穿刺难而选择胫骨远端（内踝）。胫骨近端为胫骨粗隆至胫骨内侧中点下方 1~3cm，胫骨远端为胫骨内侧内踝与胫骨干交界处，股骨远端为外髁上方 2~3cm。

（3）穿刺部位常规消毒，固定皮肤，将穿刺针旋转钻入骨内，穿过皮质后，有落空感，即进入了髓腔。确定针入髓腔的方法为，接注射器抽吸有骨髓或缓慢注入 2~3mL 无菌盐水，若有明显阻力则表示针未穿过皮质或进入对侧皮质。

（4）针入髓腔后，先以肝素盐水冲洗针，以免堵塞，然后接输液装置。

（5）输注速度：液体从髓腔给药的速度应少于静脉给药。内踝部常压下 13 号针头输注速度为 10mL/min，加压 40kPa 为 41mL/min。胫骨近端输注速度 1 130mL/h，加压情况下可达常压下 2~3 倍。

（6）待建立血管通路后，及时中断骨髓内输注，拔针后穿刺部位以无菌纱布及绷带加压压迫 5 分钟。

3. 注意事项　如下所述。

（1）操作过程应严格无菌，且骨髓输注留置时间不宜超过 24 小时，尽快建立血管通路后应及时中断骨髓内输注，以防骨髓炎发生。

（2）为预防穿刺部位渗漏，应选择好穿刺部位，避开骨折骨，减少穿刺次数。确定好针头位于髓腔内，必要时可摄片。为防止针移位，应固定肢体，减少搬动。定时观察远端血供及软组织情况。

（3）婴幼儿穿刺时，若采用大号穿刺针，穿刺点偏向胫骨干，易引起医源性胫骨骨折。因此，应选择合适穿刺针，胫骨近端以选在胫骨粗隆水平或略远一点为宜。

（王桂兰）

# 第三节　输血新技术

## 一、成功输血12步骤

（1）获取患者输血史。

（2）选择大口径针头的输血器，同时选择大静脉，保证输血速度，防止溶血。输血、输液可在不同部位同时进行。

（3）选择合适的过滤网，170μm网眼口径的过滤网即可去除血液中肉眼可见的碎屑和小凝块。20～40μm网眼口径的过滤网可过滤出更小的杂质和血凝块，此过滤网仅用于心肺分流术患者，而不用于常规输血。

（4）输血时最好使用T型管，特别是在输入大量血液时，更应采用T型管。可以既容易又安全地输入血制品，减少微生物进入管道的机会。

（5）做好输血准备后再到血库取血。

（6）做好核对工作，认真核对献血者和受血者的姓名、血型和交叉配血试验结果。

（7）观察生命体征，在输血后的15分钟内应多注意观察患者有无异常症状，有无输血反应。

（8）输血前后输少量0.9% NaCl。

（9）缓慢输血，第一个5分钟速度不超过2mL/min，如果此期间出现输血反应，应立即停止输血。

（10）保持输血速度，如果输血速度减慢，可提高压力，最简单的方法是将血袋轻轻用手翻转数次或将压力袖带系在血袋上（勿使用血压计袖带）。若采用中心静脉导管输血，需将血液加温37℃以下，防止输入大量冷血引起心律失常。

（11）密切监测整个输血过程。

（12）完成必要的护理记录。

## 二、成分输血

成分输血是通过血细胞分离和将血液中各有效成分进行分离，加工成高浓度、高纯度的各种血液制品，然后根据患者病情需要有针对性输注，以达到治疗目的。它具有疗效高，输血反应少，一血多用和节约血源等优点。

1. 浓集细胞　新鲜全血经离心或沉淀后移去血浆所得。红细胞浓度高，血浆蛋白少，可减少血浆内抗体引起的发热、过敏反应。适用于携氧功能缺陷和血容量正常或接近正常的慢性贫血。

2. 洗涤红细胞　浓集红细胞经0.9% NaCl洗涤数次，加0.9% NaCl或羟乙基淀粉制成。去除血浆中及红细胞表面吸附的抗体和补体、白细胞及红细胞代谢产物等。适用于免疫性溶血性贫血、阵发性血红蛋白尿等以及发生过原因不明的过敏反应或发热者。

3. 红细胞悬液　提取血浆后的红细胞加入等量红细胞保养液制成的悬液，可以保持红细胞的生理功能，适用于中、小手术，战地急救等。

4. 冰冻红细胞　对IgA缺陷而血浆中存有抗IgA抗体患者，输注冰冻红细胞反应率较低。

5. 白细胞悬液　新鲜全血经离心后取其白膜层的白细胞，或用尼龙滤过吸附器而取得，适用于各种原因引起的粒细胞缺乏（小于$0.5 \times 10^9$/L）伴严重感染者（抗生素治疗在48小时内无反应的患者）。

6. 血小板悬液　从已采集的全血中离心所得，或用连续和间断血液细胞分离机从供血者获取。适用于血小板减少或功能障碍所致的严重自发性出血者。

7. 新鲜或冰冻血浆　含有正常血浆中所有凝血因子，适用于血浆蛋白及凝血因子减少的患者。

## 三、自体输血法

自体输血法是指采集患者体内血或回收自体失血，再回输给同一患者的方法。开展自体输血将有利于开拓血源，减少贮存血量，并且有效地预防输血感染和并发症（如肝炎、艾滋病）的发生。自体输血分为预存和术中自体输血两种方法。

1. 预存自体输血　即在输血前数周分期采血，逐次增加采血量，将前次采血输回患者体内，最后采集的血贮备后于术中或术后使用。预存自体血的采集与一般供血采集法相同。

2. 术中自体输血　对手术过程中出血量较多者，如宫外孕、脾切除等手术，应事先做好准备，进行自体血采集和输入。

（1）操作方法：①将经高压灭菌后的电动吸引器装置一套（按医嘱在负压吸引瓶内加入抗凝剂和抗生素），乳胶管（硅胶管）两根，玻璃或金属吸引头一根，闭式引流装置一套以及剪有侧孔的 14 号导尿管，无菌注射器，针头和试管备好。②连接全套吸引装置，在负压瓶内加入抗凝剂，一般每 100mL 血液加入 10~20mL 抗凝剂。③术中切开患者腹腔后立即用吸引头吸引，将血液引流至负压瓶内，边吸边摇瓶，使血液与抗凝剂充分混匀。如收集胸血时，将插入胸腔的导管连接无菌闭式引流装置，在水封瓶内加入抗凝剂。④收集的自体血经 4~6 层无菌纱布过滤以及肉眼观察无凝血块后，即可回输给患者。

（2）注意事项：①用电动吸引器收集自体血时，负压吸引力不宜超过 13.3kPa，以免红细胞破裂。②收集脾血时，脾蒂血管内的血液可自然流入引流瓶内，切忌挤压脾脏而引起溶血。③回输自体血中的凝血因子和血小板已被耗损，可引起患者凝血功能的改变，故输血以后需要密切观察有无鼻出血，伤口渗血和血性引流液等出血症状，并做好应急准备。④如果收集的自体血量多，可用 500mL 0.9% NaCl 输液空瓶收集保存。

## 四、血压计袖带加压输血法

危重或急诊患者手术时，常常需要大量快速输血，由于库血温度低，血管受到刺激容易发生痉挛，影响输血速度。其次，一次性输血器管径小，弹性差，应用手摇式和电动式加压输血器效果也不理想。如采用血压计袖带加压输血，既方便经济，效果又好。

其方法是：输血时，应用一次性输血器，固定好穿刺部位，针头处衔接严密，防止加压输血时脱落。输血前将血压计袖带稍用力横向全部缠绕于血袋上，末端用胶布固定，再用一长胶布将血压计袖带与血袋纵向缠绕一圈粘贴妥当。袖带连接血压计的胶管用止血钳夹紧，然后将血袋连接一次性输血器，悬挂在输液架上，经输气球注气入袖带，即可产生压力，挤压血袋，加快输血速度。注入袖带内的气体量和压力根据输血滴速要求而定，袖带内注入 300mL 气体，压力可达 12kPa，此时血液直线注入血管，一般输入 350mL 血液，中途须充气 2~3 次，8 分钟内即可输完，若需改变滴速可随时调节注入袖带内的气体量。

此方法为一般输血速度的 3~3.5 倍，红细胞不易被破坏，从而减少输血反应机会，还可随意调节滴速。

（王　静）

## 第四节　吸引法

## 一、安全吸引法

吸引法是通过负压装置将管腔器官内的分泌物、浸出物或内容物吸出的一种治疗方法。如吸痰、胃肠减压以及术中腹腔、胸腔出血的吸引等。在负压吸引时，无论操作时怎样小心，都可能对患者造成损害，如吸痰时将一定量的氧气带走，胃肠吸引时可能损伤胃黏膜等。因此，为了减少吸引给患者造成的损伤，应采用安全吸引法。

1. 控制流量　根据吸引的目的决定流量的大小。在吸引时，如果增加负压，可能损伤组织，因此在不增加负压的前提下可采取增加流量的有效方法，一是使用大口径吸引导管，二是缩短吸引管道的长度。如术中动脉出血，使术野不清时，则应选用较大流量的大口径导管，以减少吸引阻力。当进行气管内吸引时，大口径导管不能插入气管内，则可在导管和引流装置之间连接大口径管道，同样可以减少吸引阻力。吸引管道的长度是影响流量的因素之一，过长的管道可以增加不必要的阻力，因此长短要适度，不宜过长。引流物的黏稠度也对流量有影响，如果掌握上述基本原理，可以为患者做各种负压吸引。

2. 使用二腔管间断吸引　在进行鼻胃管负压吸引时，采用二腔管间断吸引并将贮液瓶放在高于患者处，可预防黏膜损伤及管腔阻塞。其原理是，二腔管中一管腔用于吸引，另一管腔与外界相通，使空气进入胃内，流动的气体保证了管端与胃黏膜分离，减少了由于吸引管末端与胃黏膜接触而导致的胃黏膜损伤及管道堵塞现象。间断吸引时，管内压力恢复到大气压水平，也有助于使胃黏膜或胃内容物与管端分离。将贮液瓶放在高于患者水平处，可防止吸引并发症的发生。其机制是，如传统的贮液瓶低于患者水平处，当吸引停止时，则导管与黏膜很可能紧密接触。而将贮液瓶移高于患者，吸引中断时，管内液体可反流入胃，有助于分离胃黏膜与导管，一般反流量不足 7mL（标准鼻管容积为 7mL），进入胃内无害，同时也防止了侧管反流现象发生。

3. 气道吸引法　进行气道吸引时，负压调节在 6~9kPa，切忌增加吸引压力，从而损伤气道黏膜。如痰液黏稠时，应多湿化多饮水，以促进其稀释。由于气道吸引的同时，常因吸走部分氧气而引起低氧血症，所以吸引前后应加大给氧量或嘱患者深呼吸。另外，还应选择合适吸痰管，一般吸痰管外径以不超过气道内径的 1/2 为宜，以防引起肺不张。

# 二、气管内吸引法

临床护理中，对于各种原因引起的肌无力致使无力咳痰者或咳嗽反射消失以及昏迷患者不能将痰液自行排出者，常常采取气管内吸引，以解除呼吸道阻塞。在气管内吸引中，使用正确的操作方法，不仅可以缓解呼吸困难，而且还可以减少吸引不良反应。

1. 操作方法　如下所述。

（1）吸引压力：吸引的负压不宜过高，一般选择在 10.64~15.96kPa，因较高负压可加重肺不张、低氧血症及气道黏膜损伤。早产儿和婴儿吸引时，负压应控制在 7.98~10.64kPa。

（2）吸引时间：应限于 10 秒或更少，每次操作插管最多不超过 2 次，尤其对头部闭合伤伴颅内压增高的患者更应如此。因吸引导管插入次数越多，对黏膜损伤越大，必须加以限制。当给予高充气时，吸引导管如多次通过气管插管，可增高平均动脉压，加重颅内压增高。

（3）吸引管的选择及插入深度：吸引管外径不能超过气管内插管内径的 1/2，使吸引时被吸出氧气的同时，空气可进入两肺，以防肺不张。吸引管的长度应以吸引管插至气管插管末端超出 1cm 为宜，对隆突处吸引比深吸引效果好，可以减少损伤。

（4）吸引前后吸入高浓度氧或高充气：吸引前后给予高浓度氧气吸入，可以预防因气管内吸引所致的低氧血症。高充气是将潮气量增至正常的 1.5 倍，易引起平均动脉压升高，增加肺损伤的危险，一般不宜作为常规使用。当高浓度氧气吸入后，患者血氧饱和度能保持稳定，可不必高充气。

2. 注意事项　如下所述。

（1）气管内吸引不能作为常规，只能在必需时进行：因吸痰可引起气道损伤，刺激气道产生分泌物，只有当患者咳嗽或呼吸抑制，听诊有啰音，通气机压力升高，血氧饱和度或氧分压突然下降时进行吸引。还应根据患者的症状和体征将吸引频率减少到最低限度，以避免气道不必要的损伤。

（2）盐水不能稀释气道分泌物：以往认为气管插管内滴入盐水可稀释分泌物，使其易于吸出，一些医院以此作为吸引前常规。但实验研究证明，盐水与呼吸道分泌物在试管内没能混合，也未必能在气道内混合而被吸出。另外，盐水还影响氧合作用，并因灌洗将细菌转入下呼吸道而增加感染机会，因此，盐水对分泌物的移动和变稀是无效的。

（3）注意监测心律、心率、血氧饱和度、氧分压等指标，吸引时患者出现心动过缓、期前收缩、血压下降，意识减退应停止吸引。

（王　静）

# 第五节　吸痰术

## 一、适应证

吸除气道内沉积的分泌物；获取痰标本，以利培养或涂片确定肺炎或其他肺部感染，或送痰液做细胞病理学检查；维持人工气道通畅；对不能有效咳嗽导致精神变化的患者，通过吸痰刺激患者咳嗽，或吸除痰液，缓解痰液刺激诱导的咳嗽；因气道分泌物潴积导致肺不张或实变者，吸痰可促进肺复张。

## 二、禁忌证

气管内吸痰术对人工气道患者是必要的常规操作，无绝对禁忌证。

## 三、主要器械

1. 必要器械　负压源、集痰器、连接管、无菌手套、无菌水和杯、无菌生理盐水、护目镜、面罩和其他保护装置、氧源、带活瓣和氧源的人工气囊、听诊器、心电监护仪、脉氧监测仪、无菌痰标本收集装置等。

2. 吸痰管　吸痰管直径不超过气管插管内径的1/2。

## 四、吸痰操作

1. 患者准备　如条件允许，吸痰前应先予100% $O_2$ >30s（最好吸纯氧2min）；可适当增加呼吸频率和（或）潮气量，使患者稍微过度通气，吸痰前可调节呼吸机"叹息（sigh）"呼吸1～2次，或用呼吸球囊通气数次（3～5次）；机械通气患者最好在不中断通气的情况下吸痰或密闭式吸痰；吸痰前后最好有脉搏氧饱和度监测，以观察患者有无缺氧；吸痰时可向气道内注入少许生理盐水以稀释痰液或促使气内道的痰液移动，以利吸除。

2. 吸引负压　吸引管负压一般按新生儿60～80mmHg，婴儿80～100mmHg，儿童100～120mmHg，成人100～150mmHg。吸引负压不超过150mmHg，否则可能因吸引导致气道损伤、低氧血症和肺膨胀不全等。

3. 吸痰目的至少达到下列之一　①呼吸音改善。②机械通气患者的吸气峰压（PIP）与平台压间距缩小，气道阻力下降或顺应性增加，压力控制型通气患者的潮气量增加。③$PaO_2$ 或经皮氧饱和度（$SPO_2$）改善。④吸除了肺内分泌物。⑤患者症状改善，如咳嗽减少或消失等。

4. 吸痰前、中、后应做好以下监测　呼吸音变化，血氧饱和度或经皮氧饱和度，肤色变化，呼吸频率和模式，血流动力学参数如脉搏、血压、心电，痰液特征如颜色、量、黏稠度、气味，咳嗽有无及强度，颅内压（必要时），通气机参数如PIP、平台压、潮气量、$FiO_2$，动脉血气，以及吸痰前后气管导管位置有无移动等。

5. 吸痰　吸痰时遵守无菌操作原则，术者戴无菌手套，如有需要可戴防护眼镜、隔离衣等。吸痰管经人工气道插入气管/支气管时应关闭负压源，待吸痰管插入到气管/支气管深部后，再开放负压吸引，边吸引边退出吸痰管，吸痰管宜旋转式返出，而非反复抽插式吸痰。每次吸痰的吸引时间约10～15s，如痰液较多，可在一次吸引后通气/吸氧至少10s（最好能吸氧1min左右）再吸引，避免连续吸引，以防产生低氧血症和肺膨胀不全等。吸痰完成后，应继续给予纯氧约2min，待血氧饱和度恢复正常或超过94%后，再将吸氧浓度调至吸痰前水平。目前不少多功能呼吸机有专用的吸纯氧键，按压该键后，会自动提供纯氧约2min（具体时间因产品不同而异）。吸除气道内的痰后，再吸除患者口鼻中的分泌物（特别是经口气管插管或吞咽功能受影响者）。

## 五、并发症

气管内吸引主要并发症包括低氧血症或缺氧、气管/支气管黏膜组织损伤、心搏骤停、呼吸骤停、心律失常、肺膨胀不全、支气管收缩/痉挛、感染、支气管/肺出血、引起颅内压增高、影响机械通气疗效、高血压、低血压。这些并发症大多是吸引不当所致，规范的操作，可大大降低有关并发症的风险。

（肖　乾）

# 第六节　鼻胃管技术

## 一、昏迷患者的鼻饲新法

昏迷患者意识丧失，吞咽反射迟钝或消失，不能主动配合插胃管行鼻饲治疗，因此改进昏迷患者的胃管插入法，对保证患者的营养，维持其生命活动，预防鼻饲并发症至关重要。

1. 导尿管代替胃管法　适用于无躁动的昏迷患者。

操作方法：将消毒导尿管插入患者食管上 1/3 ~ 1/2 处，使之与食管平行，用注射器抽吸 1mL 温开水缓慢注入管内，然后给患者翻身 1 次，观察有无恶心、呕吐、呛咳等症状。若无，可缓注 100mL 鼻饲液，再仔细观察，无异常者方可固定行鼻饲。

2. 气管导管引导插胃管法　适用于气管切开后或插管困难的昏迷患者。

操作方法：先向鼻孔内滴入数滴 1% 普鲁卡因及呋麻滴鼻液，然后插入 16 号消毒导尿管并从口腔引出，再将柔软的 28 ~ 30 号鼻腔气管涂以润滑油插入导尿管中慢慢插入鼻腔，让患者头后仰，提起导尿管两端后，缓慢送管，然后拔导尿管将鼻腔气管导管缓慢向食管方向推进，同时使患者头前屈，当气管导管进入 15cm 左右（成人）时，即已达食管口，可将气管导管继续推入鼻腔 5cm，接着将适宜的胃管涂以润滑油插入气管导管内，通过导管将胃管插入约 45cm 时，抽吸胃液，有胃液后可将气管导管退出，保留胃管并加以固定。

3. 表面麻醉下插胃管法　适用于小儿和不合作的昏迷患者。

操作方法：插入胃管前行表面喷雾麻醉，患者取平卧位，头后仰 25° ~ 35°，于患者深吸气末，将盛有 1% 丁卡因或 1% 利多卡因的喷雾器，喷射患者喉部，每次 0.5 ~ 0.8mL。喷 3 ~ 5 分钟，共 2 ~ 3 次，然后插入胃管。

## 二、冷冻插胃管法

临床上为昏迷患者和不合作的患者插胃管有一定的困难，利用冷冻麻醉的原理，用冰块先将口腔黏膜进行冷冻，然后再行插管，效果较满意。

具体做法是：在正常插管的用物中加开口器 1 个，备 2cm×3cm×2cm 大小的冰块 2 ~ 3 块（用水冲融棱角），大棉球数个。患者取仰卧位，用开口器帮助患者开口，将冰块放入口腔黏膜处。待冰块融化时，用大棉球或吸引器将水及时吸出，以免呛入气管引起窒息。5 ~ 6 分钟后，由于黏膜遇冷血管收缩，且感觉消失，即可行插管术。

## 三、食管癌术后吻合瘘患者的鼻饲插管法

吻合口瘘是食管癌术后极严重的并发症之一，病死率较高，而营养的及时供给则是配合治疗，促进康复的关键。为吻合口瘘的患者采用此种鼻饲插管法，不仅避免了空肠造瘘术给患者机体造成的损伤，而且能保证营养的及时补充。

操作方法：取得患者合作后，护士将患者推至造影室。嘱患者吞服钡剂 20mL，在 X 线下显示吻合口瘘的部位。将导丝插入鼻饲管内，用胶布将两者固定牢固，以防导丝突出鼻饲管外，患者平卧位，由造影室医生操纵 X 线机，同时护士在 X 线下将鼻饲管缓缓插入患者食管，接近瘘口时，动作应缓慢轻柔，慢慢通过瘘口。再将鼻饲管继续插入约 15cm，缓慢将导丝退出，此时用注射器抽取 20mL 钡剂注入鼻饲管内，在 X 线下证实鼻饲管确在十二指肠内，便可将鼻饲管固定在鼻翼上，同时在鼻饲管上做一个标记，以便日后验证鼻饲管有无脱出。

此方法的优点为患者愿意接受，且活动自如，可免除造瘘的痛苦，并及时补充营养。带管期间不得更换导管，置管时间最长达31天鼻饲管无变质。由此管灌食，患者有饱腹感，无须额外补液，可灌注多种流质食物，达到营养需要，从而减少费用。

## 四、胃管舒适剂的配制与应用

放置胃管是腹部手术前及腹部外科常用的一项护理操作。在插管过程中胃管对咽喉部刺激较大，出现恶心呕吐等反应，甚至插管不成功，使用胃管舒适剂可以解除上述烦恼，起到了快速麻醉和良好的润滑作用。

1. 处方配制　达克罗宁10g，西黄芪胶18g，甘油120mL，单糖浆100mL，5%对羟基苯甲酸乙酯醇溶液10mL，食用香精适量，蒸馏水加至1 000mL。

取西黄芪胶置乳钵内，加入甘油和5%对羟基苯甲酸乙酯醇溶液研磨均匀，使其充分湿润，然后少量分次加入溶有达克罗宁的蒸馏水约600mL，摇匀加入单糖浆及食用香精，充分研磨均匀，最后加蒸馏水至1 000mL，移于玻璃瓶中，强振摇均匀即可。

2. 用法与用量　每次4~5mL，儿童酌减，于插管前嘱患者徐徐咽下，1~2分钟后患者感口舌麻木时即可插管。

3. 作用与优点　如下所述。

（1）本品处方中的达克罗宁为一种较理想的表面麻醉药，不但具有毒性低、穿透力强、麻醉显效快及作用时间长的特点，还兼有止痛、止痒及杀菌作用。西黄芪胶和甘油则可使本品保持适宜的流动性和黏稠度，使之具有良好的润滑性能，起到保护上消化道黏膜，防止插管损伤的作用。加入单糖浆既可配合西黄芪胶和甘油调节黏稠度，又可起到矫味和增强口感的作用。食用香精则可使本品气味芳香，对羟基苯甲酸乙酯为防腐剂。

（2）本品具有麻醉作用快，黏度适中，能较好地黏附于咽喉壁，服用后即可产生表面黏膜麻醉作用，并能抑制唾液分泌，有利操作。

（3）润滑性能好，服用后能附着于咽喉及食管壁，使胃管与食管保持良好的润滑性，故阻力小，缩短了插管时间，消除了患者的不适感。

（4）用量小，使用方便，只需嘱患者自行服用即可。

（5）无不良反应，且气味香甜，口感好，患者乐于接受。

## 五、小儿胃管留置长度新论

小儿胃管留置长度，长期以来常规的测量方法是以耳垂-鼻尖-剑突体表标志来计算的。但是在临床实践中发现按此测量方法留置的胃管，仅达贲门附近而起不到胃管的胃肠减压作用。

近年来有人研究了小儿胃管留置长度的测量方法，提出了不能将成人胃管留置长度的测量方法用于小儿，在插管技术上也不能将成人操作方法按比例缩小应用于小儿的观点。进一步的研究表明，小儿胃管留置长度的测量应以发际-脐的体表标志测量，但随着小儿年龄的增长，实际胃管留置长度又接近常规体表测量长度。

临床实践表明，应用新的测量方法，胃管可到达胃体部，胃肠减压效果令人满意，值得推广。

（肖　乾）

# 第七节　洗胃术

洗胃（gastric lavage）是一种清除胃内物方法，主要是消除胃内摄入过多的药物或毒物。

## 一、适应证

洗胃主要是在摄入过量药物或毒物后1~2小时内、在无禁忌的情况下清除胃内容物，已知或疑有胃排空延迟如摄入抗胆碱能药或鸦片类摄入时或毒物为片剂尚未完全溶解或排空时，超过 2 小时仍可考虑洗胃。

具体来说，洗胃主要适于以下情况：

（1）农药中毒：有机磷酸酯类、有机氯类或氨基甲酸酯类农药等，这仍是我国最常见的毒物中毒。

（2）明显或高危病死率的药物：β 阻滞剂、钙通道阻滞剂、氯喹、秋水仙碱、氰化物、重金属、杂环类抗抑郁药、铁、百草枯、水杨酸盐、亚硒酸。

（3）活性炭难吸收的物质：重金属、铁、锂、有毒醇类。

（4）形成凝结块：肠溶制剂、铁、酚噻嗪类、水杨酸盐。

（5）无抗毒剂或治疗无效者：钙通道阻滞剂、秋水仙碱、百草枯、亚硒酸。

（6）其他不明原因摄入中毒又无洗胃禁忌者。

## 二、禁忌证

意识进行性恶化且无气道保护性反射者是绝对禁忌证，如必须洗胃者，应在洗胃前先作气管插管做好气道保护和通气，而后再考虑洗胃。腐蚀性物质摄入者禁忌洗胃；局部黏膜损害可能引起插管穿孔，应权衡利弊后进行；较大片剂、大块异物、有锐利边缘的异物禁忌洗胃；烃类如苯、N 己烷、杀虫剂等摄入是洗胃的相对禁忌；少数情况下有严重上气道或上胃肠道异常如狭窄、畸形或新近完成移植等限制进行插胃管。呕吐可排出胃内毒物，反复呕吐已排出大量毒物者，洗胃应权衡利弊；其他相对禁忌包括凝血功能障碍者、摄入无毒或低毒物质者等。

## 三、洗胃器械

洗胃器械包括：脉氧仪、心电监护仪、无创血压监测仪、防毒服装、开口器或牙垫、经口气道、呕吐盆、吸引源、吸引管、大注射器（50～100mL）、清水或生理盐水、球形吸引装置或自动洗胃机、水溶性润滑剂、经口洗胃管、必要的复苏装置和药物。

1. 胃管插入深度估算方法　如下所述。

（1）根据不同身高估算经鼻或经口胃管插入的长度（cm）方法见图 1－1。

（2）根据体表标志估算胃管插管深度：①传统的也是临床上最常用的估算方法采用图 1－2 中 A 的方法，即经鼻插入胃管的深度为"耳垂经鼻翼至剑突的距离"。②或按照图 1－2 中 B 的方法，即经鼻插入胃管的深度为"左口角或鼻翼经耳郭至肋缘的距离"。③按照耳垂经剑突至脐的距离来估算。

通常经口插入胃管的深度比经鼻胃管插入更短些，插入深度具体估算方法可参照上述四种方法，并根据不同患者的实际情况和临床医生个人经验综合确定，不宜完全教条。

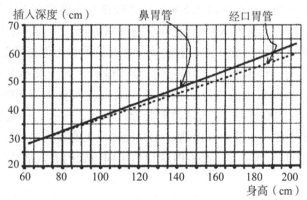

图 1－1　身高－胃管插入深度估算图

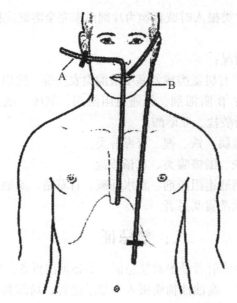

A.耳垂经鼻翼至剑突的距离；B.左口角或鼻翼经耳郭至肋缘的距离

**图1-2 体表标志估算胃管插入深度**

2. 胃管选择 成人一般选择法氏30~50号胃管，青少年选择法氏30~34号胃管，儿童可选择法氏24号胃管，新生儿和婴儿一般禁忌洗胃或充分权衡利弊后请儿科专家指导处理。值得注意的是，如拟洗出胃内容物，应经口插入大口径胃管，经鼻插入胃管仅适于向胃内灌溶液或吸出稀薄胃内容物，很难吸出胃内残渣类物质，更不可能吸出未溶解的药片或药丸等。

3. 洗胃液 通常用清水或生理盐水洗胃，但儿童避免使用清水洗胃，否则易导致电解质紊乱。某些特殊物质可能需要特定的洗胃液，如氟化物摄入宜用15~30mg/L的葡萄糖酸钙溶液（可产生不溶性的氟化钙而起解毒作用）；甲醛摄入宜用10mg/L的醋酸铵水溶液；铁剂摄入宜用2%的碳酸氢钠生理盐水溶液（可产生碳酸亚铁）；草酸摄入宜用5~30g/L的葡萄糖酸钙溶液（可产生不溶性的草酸钙）；碘摄入宜用75g/L的淀粉溶液等。但无特殊洗胃液时，仍考虑使用清水或生理盐水进行洗胃。

# 四、洗胃操作

1. 胃管插入 患者取Trendelenburg位（垂头仰卧位），头低15°~20°，这种体位有利于最大限度地排出胃内容物，仰卧位或侧卧位增加误吸风险。胃管插入和确认方法参见"经鼻胃管插入"。插入胃管后应常规地抽吸有无胃内容物，而后再注入50mL气体听诊左上腹部有无吹气音或气过水声，只有完全确认胃管在位后才可开始洗胃。虽然X线是最可靠的确认方法，但由于条件限制，有时无法在洗胃时拍摄X线片。另外，插管和洗胃时最好行心电监护、脉氧监测和无创血压监测。

2. 洗胃 灌洗液温度最好与体温相当，但临床上很难做到，灌洗液温度与室温一样是合适的。洗胃前应尽量抽空胃内容物，再向胃内灌入洗胃液。每次最大灌入液量为300mL左右（儿童可按10~15mL/kg计算，最大也不超过300mL）。灌入量过大会导致呕吐、误吸，促进胃内容物向下进入十二指肠或空肠，加快毒物进一步吸收。至洗出液澄清、无颗粒物或无明显药物气味方可停止洗胃，洗胃液总量一般需数升，有时需10 000mL或更多。必要时洗胃后可向胃管内灌入活性炭（30g+240mL生理盐水或清水）。

# 五、并发症

从插胃管开始直至洗胃后6~8小时均应监测有无并发症。一般很少发生严重并发症，但如未经认真确认或插管者操作不熟练，并发症的发生风险大大增加。

洗胃相关性并发症包括：心律失常、电解质异常、脓胸、食管撕裂或穿孔、胃穿孔、低体温、喉痉挛、鼻或口或咽喉损伤、气胸、误吸、梨状隐窝穿孔、误插入气管内、胃管阻塞等。

为防误吸，洗胃液量不宜过大，通常每次不超过 300mL；由于经口胃管较粗且弹性差，插管时不应过大用力插入或粗暴插管。一旦发现严重并发症如气管内插管、穿孔等应立即拔管并给予机械通气或请外科专家会诊处理。

（朱梦云）

## 第八节　清洁肠道新方法

传统的肠道准备效果虽满意，但需限制饮食，进流质饮食，口服泻药及清洁灌肠等。一般从术前 1～2 天即开始准备，且影响患者休息。全肠道灌洗法不仅可以减少饮食的限制，缩短肠道准备时间，而且还避免了灌肠的不适，清洁肠道效果更为满意。

### 一、常规操作

1. 操作方法　如下所述。

（1）术前 1 天午餐后禁食。

（2）给患者留置胃管后，嘱其坐在靠椅上，椅座有一个直径为 22cm 的圆孔，下置便桶。

（3）灌肠液准备，每升灌肠液含 NaCl 6.3g、$NaHCO_3$ 2.5、KCl 0.75g，pH 在 8.4 左右，渗透压为 294mOsm/L，温度为 39～41℃。

（4）将灌洗液流入胃管，速度为 3 000～4 000mL/h，倘若用输入泵可调节在 70～75 滴/分钟。

（5）当灌洗至 40～60 分钟时，患者出现强烈的排便感，可自行排便。90 分钟后排出液已近乎无色，此后再持续 1 小时，总共需 2～3 小时，总灌入量为 8～12L。

2. 注意事项　如下所述。

（1）灌洗过程中如出现恶心、呕吐，可用甲氧氯普胺肌内注射，以促使胃排空，同时应稍减慢灌洗速度。

（2）灌肠后可发生水、钠潴留，表现为体重增加，血容量增加和血细胞比容下降。水分大多在 32 小时内全部排出。灌洗前后测体重，血电解质，以了解水钠潴留情况。灌洗液内不应加入葡萄糖，因其可增加水分及钠的吸收。必要时可给予呋塞米以排出潴留的水与钠。

（3）全肠道灌洗准备的肠道，清洁度高，利于手术操作，术后无腹胀和排便时间延迟，并可减少创面感染机会。如果在灌洗至最后 7 000～8 000mL 液体中，每 1 000mL 加入新霉素 1g 和甲硝唑 0.5g，可明显减少肠腔内细菌数目。

（4）灌洗也可口服进行，但速度难以控制。

（5）全肠灌洗适用于年龄小于 65 岁，无充血性心力衰竭，无水、钠潴留表现，无高血压病史，无消化道梗阻，无肾功能衰竭者。精神障碍与体质过度衰弱者不宜采用。

### 二、甘露醇溶液清洁肠道法

口服甘露醇溶液代替清洁灌肠法，是利用甘露醇溶液在肠道内不被吸收，形成高渗的特点，从而使肠腔内水分增加，有利于软化粪便，增大肠内容物的容积，刺激肠壁，促进蠕动，从而加速排便，起到清洁肠道的作用。口服甘露醇清洁肠道法，简单方便，患者痛苦小，临床效果理想。但由于其清洁肠道的效果与使用方法及患者胃肠道情况有密切关系，在选用时要慎重。

1. 方法　如下所述。

（1）一般患者宜用 7% 甘露醇溶液 1 000mL，温度为 10～20℃，10 分钟内服完，服后 15～30 分钟，即可自行排便。1～3 小时内排便 2～5 次，可达到肠道的清洁。

（2）对药物作用或对寒冷较敏感的患者，宜用 5% 甘露醇溶液 600mL，温度 30℃。

（3）对大便干燥或使用过解痉药物的患者，宜用 10% 甘露醇溶液 850mL，温度 10～20℃。

· 17 ·

2. 注意事项 如下所述。

（1）以上患者在服药时均需注意控制饮食，服药前2小时禁食。

（2）服药速度不宜过快，避免引起呕吐。

（3）服药后应散步，活动（卧床者应多翻身）。

（4）排便前尽量少讲话，以避免吞咽气体。

# 三、几种特殊患者灌肠法

1. 直肠癌、肠管下端狭窄患者灌肠法 护士应首先了解癌肿部位及大小方能插管。插管动作要轻柔，避免穿破肿瘤。患者取侧卧位，护士戴手套后用右手示指轻轻插入患者肛门找到狭窄处的空隙，左手取肛管顺右手示指方向慢慢插入10～15cm，然后慢慢退出右手指。从肛管注入液状石蜡，边灌注边向肠腔内探索性送管至肿瘤上方。灌肠毕拔出肛管，擦净肛门，患者平卧5～10分钟后排便。

2. 会阴陈旧性Ⅲ度撕裂修补术前灌肠法 会阴Ⅲ度撕裂患者，其肛门括约肌也受到损伤，所以当灌入液体后即自行流出，为保障术前清洗肠道顺利，故对此种患者取平卧位，臀部适度抬高，操作者用戴上手套的左手食、中指同时插入阴道，并紧贴直肠后壁，然后右手将肛管插入直肠内，其深度比一般灌肠深3～5cm，左手食、中指压紧肛管，起到肛门括约肌作用，采用低压力灌注，灌肠袋距离肛门约30cm，采用此方法可取得较满意的效果。

3. 先天性巨结肠症的灌肠法 先天性巨结肠症大多由于腰骶部副交感神经在发育过程中停止，造成直肠与乙状结肠交界处或降结肠以上肠壁肌间神经丛的神经节细胞缺如或减少，致使该段肠管失去正常蠕动，只能收缩，经常处于痉挛状态形成机械性狭窄，以致粪便通过困难淤积而成。

操作方法：患者取左侧卧位，用戴手套的手持肛管，涂油后插入肛门，向左上后方缓慢插入，经直肠达乙状结肠上段，距肛门约30cm，如有气体与粪便溢出，表明插管已越过痉挛段。用冲洗器注入50mL液体，待1～2分钟后抽出，依次反复地缓慢冲洗。注意冲洗时压力勿高，以免引起肠腔过度扩张，导致肠穿孔。同时用左手按摩腹部，使结肠内残存粪便及气体尽量排出，直到腹部柔软后，再拔出肛管。

4. 腹部人造肛门灌肠法 腹部人造肛门的灌肠不同于普通患者经肛门的灌肠方法。

操作方法：患者取平卧位，身体偏向人工肛门侧35°，铺橡胶单，置便盆于人造肛门下方，若腹及会阴部刀口未愈，用敷料加以保护隔离，防止肠内容物污染创口。戴口罩、手套，配制灌肠液0.1%肥皂水，选18号肛管外涂液状石蜡，排出灌肠器内气体后用止血钳夹紧肛管。左小手指或示指涂液状石蜡后，轻轻插入人造肛门口内待肠痉挛波过后，将肛管慢慢插入肠管内，插入时如遇阻力可先灌入少量流体，予以润滑，然后边旋转边轻轻插入。当插入10cm后打开止血钳进行灌洗，一次量为600～1 000mL。灌洗完毕后不可将肛管立即取出，相对固定肛管于肠内，同时反复上下移动肛管，刺激肠蠕动，使肠内容物不流出。在灌肠过程中，若流动中的肠内容物突然中断，说明肛管被粪便阻塞，应挤压肛管或用50mL注射器抽吸灌肠液进行加压通肛管，如果仍不通畅，应重新更换肛管或用小手指插入人造肛门口进行扩张，诱导肠内容物排出。

（朱梦云）

# 第九节　导尿术

## 一、适应证

导尿是临床上最常用的泌尿外科和非泌尿道疾病的诊断和治疗措施之一。其适应证包括：外科手术、急诊和危重患者，常需导尿观察尿量变化；急慢性阻塞性尿潴留或神经性膀胱，需导尿缓解症状；膀胱功能不全者，导尿用作排尿后残余尿量评估；导尿留取非污染尿标本检查作为泌尿系感染的重要诊断手段（多为女性患者）；其他如利用导尿作为逆行性膀胱造影和尿动力学检查的方法。

## 二、禁忌证

导尿唯一的绝对禁忌证是确定性或疑似下尿道损伤或断裂者，主要见于骨盆骨折或盆腔创伤者，多表现为会阴部血肿、尿道口出血或前列腺高位骑跨（high‑riding）。只有尿道连续性得到确认后，方可进行导尿术，非创伤者镜下或肉眼血尿并非导尿的禁忌证。相对禁忌证如尿道狭窄、近期尿道或膀胱手术、狂躁或不合作者等。

## 三、主要器械

消毒剂如聚维酮碘，水溶性润滑剂如甘油，无菌巾，无菌棉球及纱布，无菌手套，连接管，无菌盐水，10mL注射器，尿量计，接尿器（或接尿袋），固定胶带等。

## 四、导尿管选择

成人常用Foley‑16或18号导尿管，儿童多用5~8号导尿管。尿道狭窄者宜选择较小导尿管如Foley‑12或14号，而有血尿者应选择相对较大的导尿管如Foley‑20至24号，以免导尿管被血块阻塞。多数导尿管为乳胶管，如条件允许，对乳胶过高敏或过敏者可选用硅胶管，有高危感染风险者，可选用银合金涂层的抗菌导尿管。

## 五、操作前准备

操作前先向患者作适当解释，消除顾虑，取得其充分合作。患者多取仰卧位或半卧位，双大腿可略外展。男性包茎者应翻开包皮暴露尿道口，清除包皮垢。然后用浸有消毒液的棉球或海绵块消毒，注意，在消毒时，应以尿道口为中心向外消毒。消毒后常规铺无菌巾或洞巾，导尿管外涂润滑剂备用。

## 六、导尿操作

### （一）男性患者导尿术

术者戴无菌手套，消毒铺巾后，一手握阴茎，使之垂直向上，另一手持带有滑润剂的导尿管，自尿道口插入，导尿管至少插入大部分或见尿液流出，见有尿液自导尿管流出后仍应继续推入导尿管数厘米，而后将导尿管外端接上接尿袋，用10mL注射器抽取无菌生理盐水注入球囊管，再将向外牵拉导尿管，直到遇到阻力，固定导尿管于一侧大腿上，完成导尿（图1‑3）。

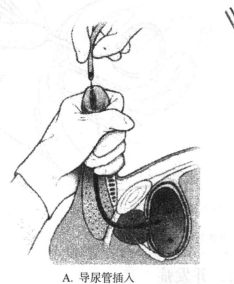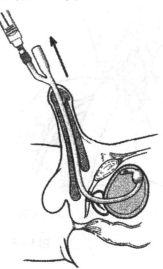

A. 导尿管插入       B. 充填球囊后外拉

**图1‑3 男患者导尿管插入方法示意图**

　　有时导尿管插入阻力较大，可能是在前列腺膜部狭窄或尿导尿管硬度较大，致使导管前端阻于前列腺膜部前方的尿道后皱襞处，此时可用手指在前列腺下方轻托尿道或适当旋转导尿管方向，便于导尿管前端顺利进入尿道前列腺部（图1-4）。

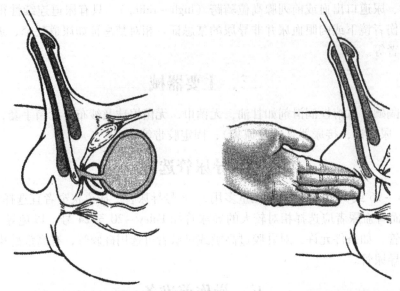

A.前端阻于前列腺膜部的后皱襞处　　　　B.用手指轻托前列腺膜部后皱襞

**图1-4　男患者导尿管插入遇阻解决方法示意图**

### （二）女患者导尿术

　　患者取仰卧位，双大腿略向外展或呈膀胱截石位，用手指撑开阴唇后自尿道口向周围消毒并常规铺无菌巾。术者用一手拇、示指分别撑开两侧小阴唇，另一手持导尿管自尿道口插入导尿管（图1-5），见尿液处导尿管外流时，继续向内插入导尿管数厘米，用注射器抽取10mL无菌生理盐水，向球囊导管内注入生理盐水，而后向外牵拉导尿管，直到遇到阻力即可，而后固定导尿管于一侧大腿根部即完成导尿。

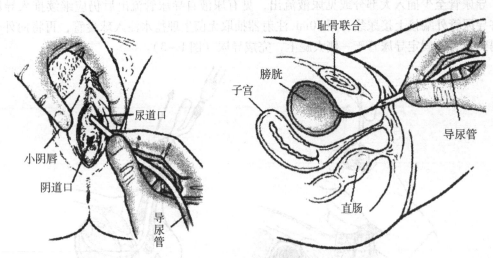

拇、示指分别撑开两侧小阴唇，自尿道口插入导尿管

**图1-5　女性导尿方法示意图**

# 七、并发症

　　导尿的主要并发症包括造成假通道、尿道穿孔、出血、感染。尿道炎是最常见的并发症，发生率达

3%～10%。每个导尿管留置口，特别多见于尿道狭窄或前列腺肥大者，主要是无症状性菌尿；附睾炎、膀胱炎和肾盂肾炎是少见并发症，多见于长期留置导尿管并发感染者。减少感染的最有效方法是尽可能减少导尿管的留置时间，严格无菌操作。导尿者无须常规预防性使用抗生素，但感染高危风险者如免疫功能受抑、经尿道前列腺切除术、肾移植者等，需要预防性使用抗生素。医源性创伤可导致尿道狭窄，出血和血尿，少量出血大多是自限性的，无须特殊处理，但出血较多者，应给予止血药如立止血 1kU 肌内注射或静脉注射，凝血功能障碍者应处理原发病。包茎者导尿后包皮未复原易致包皮嵌顿。

（张　芳）

# 第二章

# 急诊护理

## 第一节 现场急救中的护理

院前救援中护理工作主要的职责是配合其他救援人员对伤病员的病情进行迅速准确的评估，做出初步诊断，处理致命病因与症状，并将伤病员迅速安全地转运。

## 一、现场护理体检

当救援人员到达抢救现场后，护理人员首先应迅速地配合处理直接威胁伤员生命的伤情或症状。同时迅速对伤员进行护理体检，判明损伤部位和伤情程度，检伤分类，从而为现场救援的初步处置及安全转运提供资料。

### （一）生命体征

1. 呼吸　首先检查呼吸道是否通畅，注意观察呼吸频率、节律、深浅度，有无叹息样呼吸、呼吸暂停、被动呼吸体位及呼吸困难，有无三凹征及发绀。

2. 脉搏　测量脉率及脉律以及脉搏强弱。常规触摸桡动脉，桡动脉不能扪及者触摸颈动脉或股动脉。脉搏微弱或触摸困难常提示病员血容量不足和心功能不良。

3. 血压　血压是反映机体生命活动的重要指标。常测量肱动脉压，若双侧上肢损伤无法测肱动脉压时，应测量腘动脉压。其压力值比上肢动脉压高 2.6 ~ 4kPa（20 ~ 30mmHg）。血压过高时需立即控制，血压过低或脉压缩小提示有大量出血或休克存在。

4. 体温　首先用手触及病员肢体。拭其有无皮肤湿冷、发凉，并观察有无皮肤花纹出现，若肢端冰凉、发绀，且有皮肤花纹出现提示休克存在。必要时或伤情许可，可用体温计直接测腋下温度。

### （二）意识

根据病员对刺激（语言或疼痛）所产生的觉醒反应的程度，觉醒水平及维持觉醒时间来判断意识状态。意识状态的改变是脑功能损害的基本表现，其程度一般与脑功能障碍的程度相应，故早期认识意识障碍并发现其原因，进行及时抢救，是挽救伤员生命的关键。

### （三）瞳孔

对伤员的瞳孔观察应注意其瞳孔大小和对光反射。颅脑损伤者常发生颅内压增高而导致脑疝，观察瞳孔变化可及时发现脑疝，为救援处理提供信息。

### （四）头部体征

1. 头颅骨　头部皮肤及颅骨是否完整，有无血肿或凹陷。

2. 面部　面色是否苍白、发绀或潮红，有无大汗。

3. 口　口唇色泽是否正常，有无发绀（注意区别口部化妆着色存在的假象），口腔内有无呕吐物、血液，唇、舌、牙龈等有无损伤，有无脱落的牙齿，如发现牙齿松脱或戴有活动性假牙要及时清除，并注意有无舌根后坠，若舌后坠影响呼吸应立即放置口咽通气管。

4. 鼻　鼻的完整性，鼻腔是否通畅，有无呼吸气流，有无血性液或脑脊液自鼻孔流出。

5. 眼　观察眼球表面及晶状体有无出血、充血，视力如何，眼缘是否完整。

6. 耳　耳道中有无异物，听力如何，有无血性液或脑脊液自耳道流出，耳郭是否完整。

## （五）颈部

仔细检查颈前部有无损伤、出血、血肿，气管位置是否居中，有无偏移。

## （六）脊柱

对创伤伤病员在未确定是否存在脊髓损伤的情况下切不可盲目搬动伤员。令伤病员活动手指和足趾，如活动消失，保持伤病员平卧位，用指腹自颈后沿后正中线从上到下按压，询问是否有疼痛；触摸、检查有无肿胀或形状异常，四肢有无麻木和运动障碍。如疑有颈椎骨折，侧翻伤病员时应保持脊柱轴线位，以免加重损伤。

## （七）胸部

胸部叩诊可初步判断胸腔有无积液、积气。查锁骨有无异常隆起或变形，在其上稍施压力，观察有无压痛，以确定有无骨折并定位；检查胸部在吸气时两侧胸廓是否扩张对称、胸部有无创伤、出血或可见畸形；双手平开轻轻在胸部两侧稍加压力，检查有无肋骨骨折。

## （八）腹部

观察腹壁有无伤口、内脏脱出、出血或畸形；腹壁有无压痛或肌紧张；若腹部为开放性损伤，流出粪水样液体为外伤性肠穿孔；流出黄色或红色血液为十二指肠或胆道损伤；流出鲜红色血液为腹腔内实质器官损伤。

## （九）骨盆

两手分别放在病员髋部两侧，轻轻施加压力检查有无疼痛或骨折存在。观察外生殖器有无明显损伤，男性有无前尿道损伤的体征。

## （十）四肢

1. 上肢　检查上臂、前臂及手部有无异常形态、肿胀或压痛，桡动脉搏动是否存在，病员手指能否自主活动，有无感觉障碍，以判断有无骨折、关节脱位、血管神经损伤。若病员神志清楚可以配合，可让其活动手指及前臂，检查推力、握力及皮肤感觉。

2. 下肢　用双手在伤员双下肢同时进行检查；两侧相互对照观察有无变形或肿胀；但切不可抬起伤员下肢检查足背动脉搏动及肢端、甲床血循环情况。

现场体检要求迅速、轻巧，不同的致伤因素对伤员检查的侧重点不同、在检查中要随时处理直接危及伤员生命的症状和体征。

# 二、检伤分类

通过现场护理体检，依据伤情应及时将伤员分为以下三种情况，以便现场救援处置及时、准确、有序进行。

1. 轻症伤员　伤员清醒，对检查能够配合并反应灵敏。

2. 中重度伤员　对检查有反应但不灵敏，有轻度意识障碍进入浅昏迷状态。

3. 重度伤员　对检查完全无反应，意识丧失，中度或深度昏迷状态，随时有生命危险。

遇到重大灾害性事故或成批伤员时应依据伤情分类，最好边检查边配发伤情识别卡，并同时发给转运标志，转运标志可用别针别于伤员胸前。伤情识别卡有红、黄、绿、黑四种。红卡表示危重伤员；黄卡表示重伤员；绿卡表示轻症伤员；黑卡表示死亡或濒死伤员。同时把同类伤病员集中到同一种标志的救护区。伤情识别卡的目的是：减少对伤员的不必要重复检查，节省时间，减少抢救的盲目性，减轻伤员痛苦，给后续治疗的医务人员提供伤员情况，以便在后续抢救中分清救援顺序。

# 三、现场救援护理措施

## （一）脱离险境，解除致伤因素

救援人员赶到现场抢救伤员的第一步是尽快将伤员救出。当车辆发生燃烧时避免使伤员继续受到烧伤或吸入有害气体。对溺水者首先立即清除其口鼻内淤泥、杂草、呕吐物等，如有活动性假牙应取出以免坠入气管；若伤员呼吸心跳停止，应紧急实施口对口人工呼吸并同时配合胸外心脏按压。在火灾现场救人的原则是先挽救生命，如火焰烧伤，应使其速离火源，避免烟熏和继续吸入有害气体；脱去或剪去已着火的衣服，特别应注意着火的棉服，有时明火已熄，暗火仍燃。若系电击伤，当务之急是采取当时最快的方式脱离电源，同时注意救援人员自身的安全，这是抢救成功的关键。若系地震灾害，救援护理人员应根据倒塌的建筑物中的呼救声，组织人力、物力搜寻伤员，进行挖掘救援、在接近伤员时应防止工具的误伤，尽量用手刨，保证伤员不再受到损伤。发现伤员后应尽快判断伤情轻重，如伤员口鼻内泥沙或呕吐物、血凝块堵塞，应迅速清除保持呼吸道通畅；若重物挤压时间过久，掀起重物后应密切注意挤压综合征的发生；在发现和怀疑有脊柱骨折时，小心搬动，防止脊柱弯曲和扭转加重损伤。若肢体被绞进机器应立即停止机器转动，并倒转机器轮子缓慢退出伤肢，切忌强行向外拖拉伤肢。若系化学药品烧伤应立即用清水冲洗灼伤部位。

## （二）保持气道通畅防止窒息

若发现伤员呼吸困难、唇趾发绀、应立即解开伤员衣领和腰带，将伤员平卧，以仰头举颌法打开气道使头向后仰；若怀疑有头颈部受伤则采用托颌法，托起下颌迅速清除气道分泌物、呕吐物、血凝块或异物。舌后坠者，应用舌钳将舌牵于口外或放置口咽通气管，并同时吸氧。必要时行气管插管以保持气道通畅。

## （三）创伤出血的现场处理

创伤出血是导致休克、引起死亡的主要原因之一。故救援人员应采取紧急止血措施，防止休克的发生。动脉出血呈鲜红色喷射状或随心脏舒缩一股一股地冒出，流速快，量多；静脉出血呈暗红色涌流状或徐徐外流，速度稍缓慢，量中等；毛细血管出血，血液像水珠样流出或渗出，血液由鲜红色变为暗红色且量少，判断出血的性质对抢救止血具有指导意义。

现场止血的护理操作要点如下：

（1）尽可能佩戴个人防护用品，戴上医用手套，若无，可用敷料、塑料袋、干净毛巾等作为隔离层防护。如必须用裸露的手处理伤口，在处理完毕后，清洗双手。

（2）脱去或剪开衣服，暴露伤口，检查出血部位。

（3）根据出血的部位及出血量的多少，采用不同的止血方法。

（4）不要对嵌有异物或骨折断端外露的伤口直接压迫止血。

（5）不要去除血液浸透的敷料，而应在其另加敷料并保持压力。

（6）肢体出血应尽可能将受伤区域抬高到超过心脏的高度。

（7）四肢的动、静脉出血，如使用其他的止血方法能止血的，就不用止血带止血。

止血方法有包扎止血、加压包扎止血、指压止血、加垫屈肢止血、填塞止血、止血带止血。

（1）包扎止血法：用敷料包扎或就地取材，如干净毛巾、布料等包扎止血。用于表浅伤口出血损伤小血管和毛细血管，出血量小的伤口。

（2）加压包扎止血法：在出血伤口上置厚敷料或清洁的毛巾，用绷带加压包扎，压力以能止住出血而又不影响伤肢的血循环为度。该方法多用于全身各部位小动脉、小静脉、毛细血管止血。

（3）指压止血法：在出血伤口近心端，根据动脉行走的部位，用手指、手掌或拳头将动脉压在骨骼上，达到止血或减少出血的目的。这种止血法只是临时紧急措施，多用于动脉出血且血量较多的伤口。在压迫止血的同时，应立即实施其他有效的止血方法。

（4）加垫屈肢止血法：对于肢体外伤出血量较大，且无骨折者，用上肢加垫屈肢止血法或下肢加垫屈肢止血法。用此法需注意肢体远端的血液循环，每隔 40～50min 缓慢松开 3～5min，防止肢体坏死。

（5）填塞止血法：对于四肢较深大的伤口或盲管伤、穿通伤，出血多，组织损伤严重的应现场紧急救治。用消毒纱布、敷料（如无，用干净的布料代替）填塞在伤口内，再用加压包扎法包扎。

（6）止血带止血法：四肢大血管损伤，或伤口大、出血量多时，采用以上止血方法仍不能止血，方可选用止血带止血的方法。该方法简单易行且行之有效，但如果使用不当则可造成组织缺血、坏死，甚至使伤员失去肢体。无论使用哪种止血带都要在上止血带部位垫好衬垫（绷带、毛巾、平整的衣物等），注意定时放松（每 40～50min 放松一次，每次 3～5min），放松止血带要缓慢，防止血压波动或再出血。在转运时应明确标记，写明止血带的时间，做好交接工作。

## （四）合理放置伤员体位

对于轻症或中重度伤员，在不影响急救处理的情况下，救援护士应协助伤员取舒适安全的体位，平卧位头偏向一侧（疑有颈椎骨折者，应使其头、颈、躯干保持平直卧位），或取屈膝侧卧位。使伤员以最大程度的放松，保持气道通畅，防止误吸发生，保证其重要器官的血流灌注。对于胸背部直接受撞击引起胸腔压力突然增高，压迫心脏，以致心脏力量减弱，造成胸部血液回流困难而引起损伤性窒息的病员，原则上宜取半卧位，以减少回心血量，减轻心脏负荷，增加心肌收缩力。

## （五）建立良好的静脉通道

凡需建立静脉通道的伤员，均应选择使用静脉留置针。因静脉留置针穿刺方便、易于固定，可将软管留置在血管内。能保证快速而通畅的液体流速。对抢救创伤出血、休克等危重伤员，在短时间内扩充血容量极为有利。而且在病员躁动、体位改变和转运中留置针不易脱出或穿破血管壁。若发生创伤性休克，应迅速建立双静脉通道，保证有效循环血量，使尿量维持在 60～80mL/h，避免肾功能的进一步损伤。

## （六）松解伤员衣物技巧

在救援现场为便于抢救、观察及治疗，需适当地脱去或剪开病员的某些衣物，尤其对创伤、烧伤者，衣服不仅掩盖了真实的创口或出血、粘连在创口，且有直接的污染作用。去除衣物需掌握一定的技巧，以免操作不当加重伤情。

1. 脱除头盔法　如伤员有头部创伤，且因头盔而妨碍呼吸时应立即脱除头盔。疑有颈椎创伤时应十分慎重，必须与医生合作处理。如伤员无颅外伤、呼吸良好，且去除头盔较为困难时，不主张强行脱除。脱除头盔法是用力将头盔的边向外侧扳开，解除夹在头部的压力，再将头盔向后上方托起即可脱除。整个过程应稳妥，忌粗暴，以免加重伤情。

2. 脱上衣法　脱衣顺序是先脱健侧，再脱患侧。卧位病员脱衣应先解开衣扣，将衣服尽量向肩部方向推，背部衣服向上平拉，提起健侧手臂，使其屈曲，将肘关节和前臂及手从衣袖中拉出；将脱下的一侧衣袖打成圈状（衣扣包在里面），衣服从颈后平推至对侧，然后徐徐退下患侧衣袖。如伤员生命垂危、情况紧急、伤员衣服与创伤处的血凝块粘贴较紧或伤员穿有套头式衣服较难脱去时，可直接用剪刀剪开衣袖，为救援争取时间和减少意外创伤。

3. 脱长裤法　伤员呈平卧位，解开腰带及扣，从腰部将长裤退至髋下，保持双下肢平直，将长裤平拉脱出，不可随意抬高或屈曲双下肢。

4. 脱鞋袜法　托起并固定踝部，以减少震动，解开鞋带，向下再向前顺脚型方向脱下鞋袜。

上述救援护理准备为后续抢救和治疗提供了方便。现场救援护理的主要目的在于：维持伤员生命，减少出血及防止休克，保护伤口，避免加重骨折损伤，防止并发症及伤势恶化。一旦病情允许，迅速将伤病员安全地转运到就近医院或专科医院继续治疗。

# 四、安全转运

经现场初步救援处置后，将伤员快速、安全地转至医院，使伤员尽早地接受专科治疗，对减少伤残至关重要。决定伤员转运的基本条件是在搬动及转运途中伤员不会因此而危及生命或，使伤情急剧恶化。

### （一）搬动伤员至安全区

救援现场停留的救护车，都配有功能良好的担架1~2副。一般而言，应尽可能在不改变伤员体位的情况下将伤员移上担架。在狭窄地带、山区、塌方或火灾现场，要依靠救援护理人员协助伤员移出危险区，并搬运至安全地带或救护车上。尽管这个过程短暂，但也应十分谨慎小心，处理恰当，否则会前功尽弃。如将脊柱损伤者随便抱扶至担架，可加重其骨折或损伤脊髓。

### （二）搬运方法

1. 常用担架　担架的种类很多，除特制质量较好的担架外，简易的担架有：

（1）帆布担架：帆布担架构造简单，由一幅帆布、两根木棒、两根横铁或横木、两根负带和两根扣带组成。该方法适用于内科系列伤员，脊柱损伤者禁用。

（2）绳索担架：多为临时制成。用木棒或竹竿两根扎成长方形之担架状，然后缠以坚实的绳索即成。

（3）被服担架：取两件衣服或长衫、大衣翻袖向内成两管，插入两根木棒，再将纽扣扣好即成。

2. 上担架法　在尽可能不改变伤员体位的情况下，将伤员平抬上担架。如3人搬运，每人将双手平放在伤员的头、胸背、臀部、下肢下面，使伤员的头、躯干、四肢保持在同一水平，听统一号令，将伤员一同抬起，平移放在担架上。如搬运者是两人，可用一床单或毯子轻轻平塞入伤员身下拉平展开，搬运者站在伤员头、脚部，拉起床单的四角，共同用力平兜起伤员移置担架上。注意床单要结实完好，两人用力一致以免摔伤伤员。如果使用的是可以拆装的帆布担架，则可拆下担架上的帆布，将其平铺在伤员身下面，再将两根长杆插入帆布的侧筒中，即可将伤员移至担架上。

3. 徒手搬运法　当现场找不到担架、转运路程较近，而且伤情又允许时，可采用此法。但徒手搬运无论对搬运者或伤员都比较劳累；对病情较重的伤员，如骨折、胸部创伤者不宜使用此法。

（1）单人搬运法：①搀扶法：适用于神志清楚、行动困难但不能自行脱离危险区的伤员，救护人员站在伤者一侧，拉起近侧手臂，使伤者手臂搭在救护者的颈部，然后救护者用外侧的手牵着伤者手腕。另一只手环绕住伤者腰部，并抓牢伤者衣服，使其依靠救护者的身体协助行动。②拖运法：使伤者平躺，两臂弯曲并搭放在胸前，救护者蹲在伤者头前方，双手置于伤病员腋下，抓紧腋下衣服使伤者头依附在救护者的前臂上。然后，向后用力使伤员在地上平移，直至拖行出危险区。③背负法：救护者站在伤者前面呈同一方向，微弯背部将伤者背起。但对胸部、脊柱创伤者不宜采用此法。如伤者卧于地上不能站立，则救护人员可躺于伤者一侧，一手紧握伤者肩，另一只手抱其腿，用力翻身，使伤者负于救护者背上，而后慢慢起来。

（2）双人搬运法：①椅托式：又称座位搬运法。甲乙两救护者在伤者两侧对立，甲以右膝而乙以左膝跪地，各以一手置于伤者大腿之下而相互握紧，另一只手彼此交替而搭于肩上，支持伤者背部以免跌下。②拉车式：由两个救护者实施。一个站在伤者头部两手置于伤者腋下将其抱入怀内；另一个站在伤者足部跨在伤者的两腿中间用手托起其大腿，两人步调一致慢慢抬起卧式前行。

4. 上、下救护车法　救护车上多安置有轨道滑行装置，上车时要注意伤者头部在前，将担架放在轨道上滑入车内。如无此装置，救护人员应合力将担架抬起，保持头部稍高位抬入救护车内。将担架抬下救护车时，救护人员要注意保护伤者，如从轨道上滑行，要控制好滑行速度，尽可能保持担架平稳。

（张　芳）

## 第二节 伤员转送途中的护理

### 一、伤病员转送途中护理的必要性

灾难发生时，绝大多数情况下系在较短的时间内突然造成大批的伤病员。由于现场环境恶劣、条件限制、场地狭小，人员拥挤，不允许就地抢救大量伤员，必须将伤病员转送出去，方能实施有效救治。因此，做好转送途中的护理处置工作，对确保转送途中伤病员的安全，减轻伤病员的痛苦，预防和最大限度地减少并发症，降低伤残率和死亡率都有十分重要的意义。

### 二、伤病员转送前的要求

（1）根据不同灾害和伤情，转运前必须将伤员进行大致分类，一般分轻、中、重、危四类，并对受伤部位做出鲜明的标志，以利途中观察与处置。

（2）注意发现危及生命的症状及体征，如出血、内脏穿孔、发热抽搐、呼吸道阻塞、骨折等，都应在转送前做紧急处理，以防转送途中伤情恶化导致死亡。

（3）对失血过多的伤病员除止血包扎外，应给予静脉补液或输注血浆代用品，纠正和预防失血性休克，以保证安全转运到达目的地。

（4）对接触的每个伤员应做必要的检查，发现伤处注意保护。

### 三、不同转运工具转送的特点与途中护理要求

转运伤病员所用的工具，归纳起来有：担架（木板）、平板车、马车、汽车、火车、轮船、飞机等。下面根据不同转运工具的注意事项和护理要求做一阐述。

#### （一）担架（木板）转运伤员途中的护理

木板、担架是转运伤病员最常用的工具，因其结构简单、轻便耐用，无论是短距离转运还是较长路段的转送，不管是农村山区，还是海岛丛林、码头车站，都是一种极为常用的转送工具。

（1）担架转送伤病员的特点：担架转送伤员较为舒适平稳，转运途中对伤病员的影响小，适用于各类伤病员。它简单灵便，不受地形、道路等条件限制，担架不足时还可利用木板、树枝、竹竿等就地取材，临时制作以供使用。缺点是非机械化，速度慢，占用人力多（一般需4人抬1人），担架员搬运途中消耗体力大。当遇寒冷、强风、雨雪恶劣气候情况下影响使用，需加用保温、防雨等措施，否则会使伤员冻伤、感染、病情变化。

（2）伤员在担架上的体位：一般伤员在担架上取平卧位。有恶心呕吐的伤病员，应取侧卧位防止呕吐物吸入气管或造成窒息。对有颅脑损伤、昏迷等病员，应将头转向一侧以防舌根后缩或分泌物阻塞咽喉与气道。必要时将舌牵出用别针别在衣服上。胸、肺部损伤伤员常有呼吸困难，可用一支架或被褥将背部垫起或半卧位，这样可使症状减轻。担架在行进中，伤员头部在后，下肢在前，以便随时观察病情变化。如伤病员面色、表情，呼吸是否平稳，有无缺氧等。

（3）使用止血带的伤员：应每隔40～50min松解一次，每次3～5min，松解止血带时要用力按压住出血的伤口，以防发生大出血造成休克。

（4）对颅脑损伤者应注意观察双侧瞳孔是否等大等圆，对光反射是否灵敏，如出现头痛、呕吐、颈部抵抗、心率变慢等，说明有出血或脑水肿、颅压增高征象，应及时采取止血、脱水、降颅压等措施。

（5）担架在行进途中，担架员的步调力求协调一致、平稳，防止前后左右摆动，上下颠簸而增加伤员痛苦。另外，最好在担架上捆2条约束带将伤病员胸部和下肢与担架固定在一起以防其摔下。

（6）为防止压伤和压疮发生，每隔3～4h应翻身或调整体位一次，在骨隆突处适当地加以拍打按摩以促进血液循环，并在该处加垫海绵、纱布等软物加以保护。

（7）为防止伤员和担架员疲劳，途中应定时休息，并利用休息时间查看伤员的体温、脉搏、呼吸、血压及进行必要的护理。如更换绷带、纱布、给注射、服药，并协助伤员排大小便、进食、饮水、调整体位等。

（8）护送中带有输液管、气管插管及其他引流管道的伤员，必须注意保持管道通畅，防止滑脱、移位、扭曲、受压和阻塞等，必要时可指定专人观察和保护。

（9）注意防雨、防暑、防寒，担架上应有备用雨布、棉被、斗篷、热水袋等，以便在冬季保暖防冻、夏季防晒、防雨。

（10）妊娠晚期孕妇转运：在担架上要倾斜30°，以减轻对膈肌的压迫。

## （二）汽车转运伤员时的护理

1. 汽车转运伤员的特点　汽车转运伤员，因具有快速、机动、受气候条件影响小等特点，为转运伤员重要工具之一。常用的有救护车、客车、卡车等，其中以装有各种急救器材的救护车最为理想。但是，汽车在不平的山路、土路上行驶时颠簸较严重，难以在行驶中施行抢救。另外，部分伤员易发生晕车、恶心呕吐，消耗体力，加重病情，给生活护理增加难度。

2. 汽车转运伤员的护理要求　如下所述。

（1）合理安排车辆：伤员乘坐的车辆，应由医护人员统一安排。原则上危重病员及路途上需要输液、吸氧、抢救的伤员应使用救护车或带有急救设备的客车运送、轻伤员或途中一般不需要实施治疗的伤员可用大客车或卡车运送。

（2）对于转送途中有生命危险的伤员，如大出血，骨折固定不确定，休克，体温、脉搏、血压等生命体征尚不稳定者，应暂缓用汽车长途转送。

（3）体位的放置要合理：一般重伤员均可取仰卧位。胸部伤呼吸困难者，取半卧位并给吸氧。颅脑损伤和呕吐病员头应偏向一侧以防止发生窒息。长骨骨折病员应将伤肢放在合适位置，背部及两侧用棉垫或被褥垫好并固定牢靠，防止行进中的颠簸摩擦撞击产生疼痛及再次损伤血管神经。

（4）严密观察伤情：转运途中护理人员应加强责任心、勤问勤查、监护伤员。注意伤员面色、表情、呼吸深浅、均匀度。观察呕吐物、分泌物及引流液颜色，伤员伤口敷料浸染程度等情况。发现异常情况及时处理。

## （三）列车转送途中的护理要求

1. 列车上的护理　当大批伤员转送时，每节车厢伤员的病情轻重应加以调配，转运人员对重伤员必须重点加以护理。应做到如下几点。

（1）对特殊或重伤员做明显标志：由于伤员多又分上中下三层，给转运途中的观察治疗护理带来困难。因此，对出血、瘫痪、昏迷、截瘫等危重伤病员，必须在其身旁挂有醒目标记，以便对其重点实施观察护理。

（2）要做到四勤：即勤巡回、勤查体、勤询问、勤处理。只有这样才能及时发现病情变化，及时给予处置。如本车厢处理抢救困难，应立即报告请求他组援助，以保证伤员安全顺利到达目的地。

（3）全面观察、重点监护：列车在行进中伤员的伤情会随时发生变化，危重者可因及时救治转危为安，轻伤员也可因护理不周而使伤情恶化。因此，对列车上的所有伤病员无论伤情轻重，医护人员都有责任认真检查，细心照顾。注意生命体征的观测，采取一看、二摸、三听的办法以便及时发现伤情变化。①看：就是看病员的脸色、表情、姿势、呼吸的深浅及均匀程度，有无烦躁不安等。如伤员面色苍白表情淡漠，出冷汗，可能系出血性休克。表情痛苦可能由于伤口恶化、创伤骨折疼痛等所致。如口唇四肢末梢发绀，系缺血、缺氧所致。若面色潮红、惊厥，可能有高热，伤口感染的存在。内腔引流物或呕吐物出现咖啡色时说明该处有可能为内出血，若变成鲜红色说明有活动性出血，均应立即采取措施。另外要注意观察伤病员瞳孔大小，对光反应灵敏度等。如双侧瞳孔不等大或眼球转动失灵，可能为脑出血、脑水肿或已形成脑疝。应考虑静脉给予止血、脱水、利尿、降颅压等药物。②摸：用手触摸伤员的皮肤、温度、湿度、脉搏的频率和强弱。如失血过多进入休克前期，伤员可出现皮肤湿冷、脉搏细弱；

另外包扎伤口的绷带纱布松紧程度，腹部肌肉有无紧张及压痛、反跳痛，有无腹水及尿潴留等均靠医护人员细心用手触摸。③听：听伤员有无呻吟、声音嘶哑、哮喘、咳嗽、气短，肺部有无干湿啰音、喘鸣、心律不齐、肠蠕动异常等不正常的声音。这些声音的存在和强弱变化可提示病变部位病情变化。如病员由原来的呻吟不止逐渐变成安静时，要高度警惕，可能病情恶化。

（4）注意各种导管保持良好功能：伤员中由于病情需要可能带有输液管、气管插管、胃肠减压管、导尿管、胸腔及腹腔引流管等。各种导管必须按要求加以保护，尤其当伤员躁动或列车晃动时管道极易脱出、坠入、移位、扭曲、阻塞等。为确保管道通畅应做到：①加强固定，在搬运前用胶布、缝线、绷带纱布等牢牢加以固定。②各种引流管要留有一定的长度以方便站立和左右翻身。③定时抽吸防止引流物形成凝块阻塞。④注意保持管道清洁，加强无菌操作，导管外口要覆盖无菌纱布或罩单。脱出的导管不经消毒处理或更换，禁止随意再次连接，防止带入细菌导致感染。

（5）保持伤员合适体位：合适的体位不但能减少伤员痛苦，而且也是一种有效的治疗措施。如下肢损伤或手术的病员转运途中应适当抬高 15°～20°，以减少伤口的出血、水肿造成的胀痛不适。颅脑伤员则应垫高头部，并用沙袋固定头部以减少震动和损伤。对气胸和腹部损伤的伤员可用被褥或大衣垫成半卧位。伤员足部可朝向车厢通道，身子靠在车厢壁上。这样既利于伤员呼吸又利于观察伤员面部表情。对于高位截瘫的伤员，除取平卧位还应注意保持头颈部的稳定。

（6）做好危重伤员的生活护理：对车厢中昏迷、瘫痪和其他重伤员除积极治疗外还应做好生活护理。定时给予翻身拍背、刷牙漱口以防压疮和感染的发生。对烦躁不安、神志不清伤员的衣食住行，根据气候温度随时增减被褥和衣服，注意饮食卫生。不能自行进食的伤病员，工作人员应喂水喂饭，并协助其大小便。对剩饭剩菜、果皮垃圾以及大小便随时清理，以保持车厢内清洁卫生，减少传染病的发生。

### （四）飞机转运伤员的护理

1. 飞机运送伤员的特点　利用飞机运送伤员已日益普及，飞机运送伤员具有速度快、效率高、平稳舒适等优点，且不受道路、地形的影响。但是，飞机运送伤员也有不足之处，例如随着飞行高度的上升，空气中氧含量减少，氧分压下降。一般每升高 1 000m，氧分压则下降 2.4～2.7kPa（18～20mmHg），含氧量低对心肺功能不全患者会加重病情。另外，飞机上升及下降时，气压的升降变化会使开放性气胸的伤员纵隔摆动而加重呼吸困难。腹部手术的伤员则可引起或加重腹部胀气、疼痛、伤口裂开。飞机的噪声、震动、颠簸亦可引起伤员晕机、烦躁、恶心、呕吐等。

2. 空中转运时的护理要求　如下所述。

（1）伤员在机中摆放的位置：大型运输机，伤员可横放二排，中间为过道，便于医护人员巡视治疗。休克伤员因血容量少血压低，头部应朝向机尾以免飞行中引起脑缺血。若系直升机，伤员应从上到下逐层安置担架。危重伤员最好放在下层以利抢救。

（2）高空中温度、湿度较低：气管切开插管患者应配用雾化器、加湿器等，使之保持空气湿润防止气管内分泌物黏稠结痂而阻塞气道，或定时在气管内滴 1～2mL 生理盐水和抗生素，反复滴入吸出以保持清洁湿润。对闭式气管插管的气囊在空运中要避免气压降低引起的膨胀，压迫气管黏膜造成缺血性坏死，气囊内空气注入量应适当减少，待飞机着陆后再适当补充。

（3）外伤导致的脑脊液漏患者，因空中气压低会增加漏出量。要用多层无菌纱布加以保护，严谨堵漏，预防逆行感染。

（4）头面部外伤波及中耳及鼻旁窦时，空气可能由此进入颅腔，引起颅内压增高。可在鼻道内滴入麻黄碱、肾上腺素等血管收缩药，以保持中耳鼓室、鼻旁窦与外界畅通。

（5）昏迷患者因眼球易外露致角膜干燥，要定时滴氯霉素眼液、眼膏及眼球上覆盖无菌湿纱布加以保护。

（6）注意伤员身上各种导管的保护。

（7）做好机舱内检疫消毒工作：发现有传染病患者应立即登记标明。在到达转运终点后进行隔离治疗。伤员搬运完毕应彻底清理仓内污物、垃圾，并进行机舱消毒。

### （五）轮船转运伤员的护理

轮船是水路运送伤员的理想工具。但由于风浪大时颠簸厉害，极易引起晕船，转运中应注意如下事项：

（1）上船前应详细了解凡晕船者，无论工作人员还是伤员，对晕船者一律服用乘晕宁予以预防。

（2）有昏迷、晕船呕吐者，将其头转向一侧，防止呕吐物吸入气管引起窒息。

（3）随时清除呕吐物、果皮、垃圾，保持船舱清洁，防止传染病的发生。

（4）病情观察与途中急救护理措施同陆路转运。

（田　华）

# 第三节　昏迷病员的护理

昏迷是最严重的意识障碍，即意识完全丧失，病员仅存脑干和脊髓反射，主要特征为意识障碍、随意运动丧失、对外界刺激失去正常反应，但生命体征如呼吸、脉搏、血压和体温尚存。其涉及疾病原因很多。只有及时明确病因、积极治疗，才能挽救昏迷病员的生命，而精心细致的护理是成功救治的重要保证。

## 一、病情观察

### （一）意识状况

昏迷病员在护理过程中应随时观察病员意识变化，可用疼痛刺激。如压迫眶上神经、压迫胸大肌或针刺等来判断昏迷的程度。也可根据睁眼、语言及运动等反应按 Glsgow 计分法对意识进行分级。具体方法如下：

（1）睁眼反应：自发性睁眼4分、语言刺激可引起睁眼3分、疼痛刺激可引起睁眼2分、不能睁眼1分。

（2）语言反应：问题回答正确5分、语言错乱4分、词句不确切3分、语音难理解2分、不能语言1分。

（3）运动反应：能按吩咐动作6分、有定位性动作5分、有回缩反应4分、异常屈曲反应3分、伸直反应2分、不动1分。

以上三项合计最高15分，低于9分属于浅昏迷，7分以下则为深昏迷。病员昏迷加深常表示病情加重，此时应立即报告医生并协助进行急救处理。

### （二）瞳孔变化

观察瞳孔变对判断病情和及时发现险情非常重要，正常瞳孔两侧对等直径2～5mm。脑部病情变者如遇一侧瞳孔散大、对光反射消失、意识障碍加深，常提示有小脑幕切迹疝形成；双侧瞳孔散大，对光反射消失，伴病理性呼吸暂停或去大脑强直常为枕骨大孔疝所致。以上情况说明病情极其危重，应立即通知医生进行脱水等处理，必要时应实施手术减压。

### （三）生命体征

包括血压、脉搏、呼吸和体温，它们是反映患者病情变化的指征。如患者表现为"两慢一高"即呼吸脉搏减慢，血压升高，常为颅内压增高所致。呼吸节律紊乱常是脑干衰竭的早期表现，如脉快、血压下降，呼吸急促而不规则，应考虑有血容量不足或酸中毒等，体温升高可能为伤口或肺部、泌尿道等感染所致，均应及时报告医生，采取有效治疗措施。

## 二、呼吸道护理

昏迷病员各种反射包括咳嗽与吞咽反射均受限或消失，极易窒息或导致呼吸道感染，故加强呼吸道护理十分重要。

## （一）保持呼吸道通畅

昏迷病员痰量多而黏稠，加之病员咳嗽反射减弱痰不能咳出，易致肺部感染。此时即使大量使用抗生素，也难以控制。故应勤吸痰，并于每次翻身前后叩背和吸痰以利于两侧支气管内痰液排出。吸痰管插入长度以相当于口腔鼻腔至咽后壁的深度为宜，每次吸痰，吸痰管均应插入适当深度后再开启吸引器，边吸边退出吸痰管，直至吸痰管全部退出。

## （二）吸氧

昏迷病员无论病因如何，脑组织均处于缺氧状态而出现脑水肿。因此对病员进行间断或持续低流量吸氧，以改善供氧，减轻脑水肿。应经常检查吸氧管的通畅情况，以免被痰痂阻塞影响有效吸氧。

## （三）人工辅助呼吸

应用人工辅助呼吸的指征为：

（1）$PaO_2 < 6.67kPa$（50mmHg），$PaCO_2 > 6.67kPa$（50mmHg）。

（2）无自动呼吸或呼吸过速（＞40 次/分）过缓（＜10 次/分），节律不规则。

（3）弥漫性脑挫伤颅内压＞$5.33kPa$（544$mmH_2O$）呈去大脑或去皮层强直的严重脑干伤患者。

## （四）呼吸机管理

使用呼吸机应注意通气压力的变化。压力增高常提示气道阻塞或肺部顺应性减低，压力减低则可能由于进气量不足或气囊破裂，管内有液体所致，均需及时处理。定压定时型呼吸机对潮气量不能定量显示，临床上可根据胸廓的起伏，进气时限长短及呼吸音强弱，并结合血气分析加以判断和调整。

## （五）气管切开

对昏迷较深、呼吸功能一般72h不能改善者，应考虑做气管切开。术后应注意：

（1）保持环境清洁、安静：保持环境空气清新，室温控制在22℃，相对湿度控制在60%左右。

（2）勤吸痰：注意清除套管内及口腔和鼻腔内的分泌物，防止咯出的痰液返入气管。对管道内痰痂应给予清除。

（3）如分泌物过稠可按时向套管内滴入定量化痰液体（以生理盐水100mL，庆大霉素8万单位和糜蛋白酶5mg配成液体），也可对呼吸道行雾化吸入每天多次。

（4）气管套管每4h要清洗消毒一次，气管气囊每4h放气一次，时间为30min。套管口应盖双层温盐水纱布，防止灰尘及异物吸入，并改善吸入空气的湿度。

（5）病员体位不宜变动过多：头颈及上身保持在同一水平，翻身或改变体位时应同时移动头部和躯体以避免套管移动而刺激气管脱出。

# 三、消化道护理

颅脑损伤或烧伤、休克、败血症、尿毒症、大手术后均可因丘脑受损或神经体液调节紊乱而导致应激性胃溃疡并发上消化道出血，应予警惕。如病员呕吐咖啡样液体或排出黑便提示消化道出血。此时应立即报告医生及时使用受体阻断剂如雷尼替丁、西咪替丁或洛赛克等药物予以控制。酌情进行胃肠减压，做好各项抢救准备工作。

# 四、营养护理

昏迷病员都有不同程度缺氧，机体水电解质、酸碱失衡，营养不良等，机体抵抗力差，容易并发各种疾病。因此，加强营养非常重要。

（1）静脉输液：应保持静脉通道畅通，持续输液，给予维生素及各种能量合剂和脑细胞活化剂，促使脑细胞功能恢复。

（2）鼻饲：昏迷持续2天以上、肠鸣音存在者可进行鼻饲进食，以增强营养摄入。内容以含有多种营养成分的混合牛奶为主，也可喂以菜汤等。注意计算摄入热量以每天1 500cal（6 240J）为宜，饮食温度以37℃左右为宜。每天6次，每次300mL。每次灌注鼻饲营养液后，即注入50~100mL温开水，增加体内水分，防止胃管内堵塞，预防感染。

## 五、中枢性高热护理

昏迷病员因脑部受损或并发感染等均可出现高热。而高热本身又可加重脑缺氧，对昏迷十分不利。故凡遇高热病员，除积极寻求病因加以治疗外，应采取适当措施予以降温。具体方法如下。

（1）冰袋、冰帽降温。

（2）30%~35%乙醇擦浴。

（3）药物降温：可应用适量退热剂，如复方氨基比林，柴胡注射液等。

（4）对体温持续不退者酌情选用冬眠合剂（冬眠灵25mg+非那根25mg）肌内注射每6h1次，同时辅以物理降温。

## 六、泌尿系统护理

昏迷病员常有尿潴留或尿失禁，应予处理。对尿失禁者可实施假性导尿或直接用塑料袋接尿；对尿潴留者先用针刺、按摩等促使排尿，无效者予以留置导尿。留置导尿应注意以下几点。

（1）严格执行无菌操作技术。

（2）妥善固定气囊导尿管，按要求更换无菌引流袋及导尿管。

（3）保持导尿管通畅，必要时行膀胱冲洗。

（4）每日做会阴及尿道口护理1~2次。

（5）观察尿液性状、颜色、量，并记录；定期检验尿常规和尿培养，如有尿路感染，应及时选用有效抗生素治疗。

## 七、观察记录出入量

昏迷病员由于缺氧、抽搐、高热、呕吐等原因或由于治疗中使用激素、脱水、利尿、限制水盐摄入量等因素，常伴有水、电解质紊乱和酸碱失衡。严格观察记录出入量并根据病情调整治疗方案。对不能进食超过3天的病员，应计算每天液体出入量，定期检测血、尿、电解质浓度。发现异常及时通知医生加以处理。输液次序随病情不同而异，如对有失血休克倾向的病员宜先输血，而对有严重脑水肿者宜先行脱水疗法而后酌情输液。一般状况下，切忌输液速度过快，以免加重脑水肿或肺水肿而导致病情恶化。出入量记录必须及时准确。

## 八、加强肢体功能锻炼

昏迷病员肢体多无自主运动，久之则可出现关节僵直及肌肉挛缩，故应尽早对病员进行肢体被动功能锻炼。按摩病员肢体，并作被动伸屈运动，每天2次，同时辅以理疗和针灸治疗。

## 九、口腔和眼部的护理

### （一）口腔

昏迷病员由于吞咽反射减弱或消失，口腔及呼吸道分泌物的残留，容易使细菌繁殖而发生口腔炎，黏膜溃疡及化脓性腮腺炎等并发症。故应及时清除口腔内分泌物，用生理盐水或3%双氧水清洗口腔，每天2次。口唇涂以液状石蜡油以防干燥裂口，口唇裂口者可涂抗生素软膏。

### （二）角膜

昏迷病员由于眼睑闭合不全，角膜外露引起角膜干燥坏死或继发感染等导致视力障碍。一般应用眼罩、使用涂凡士林纱布覆盖保护或用胶布牵拉上下眼睑使之闭合。并定时滴以抗生素溶液或涂以抗生素油膏。一旦发现角膜光泽消失或浅层混浊，更应加强角膜的护理，必要时缝合眼睑。

## 十、皮肤护理

做好皮肤护理是预防压疮的关键：

（1）勤翻身并保持皮肤的清洁和干燥，避免长期受压，定时翻身（不可在床褥上拖拉以免擦伤皮肤）。

（2）对于易发生压疮部位，如骶尾、踝部、足跟部、肩胛部、髂后上嵴、头皮等处，应避免长时间受压。可用减压敷料贴、海绵垫、轮流充气气垫床等缓解压力，并且保持床单平整干燥，湿污后随时更换。

（3）局部皮肤发红是压疮发生的前驱征象，须及时去除原因、解除压力与刺激，一般短期内即可消退。

（4）皮肤擦伤或有水泡形成时，应按外科常规处理创面，并在无菌条件下抽出液体，局部敷以无菌纱布或水胶敷料贴，不久即可愈合。

（5）对压疮已形成者，可根据皮肤损伤程度，选择不同的专用于压疮的系列护理敷料或外科换药等方法治疗。

（田 华）

# 第四节 遇难者的心理护理

灾难降临时，往往带给人们突如其来的伤害。如坠跌伤、打击伤、烧伤等。由于这种伤害的发生具有意外性、突然性，一般没有前驱期，患者缺乏心理准备。更何况在遇难前，患者往往身体健康没有对疾病的体会。因此这种急剧的变化势必使患者的心理状况受到极大的冲击，导致一系列的心理问题，影响受伤者的抢救乃至康复。这就要求护理人员了解遇难者此时的心理状况，并给予有的放矢的心理帮助。

## 一、遇难者常见的心理反应

### （一）遇难初期的"类休克状态"

受到特大的灾难侵袭后，很多遇难者首先表现出意外的镇静，给人的假象是他们已适应了这种意外的打击。具体表现为既不呻吟、也不表述，表情淡漠、麻木、呆板、不知所措。当人们与之交谈时，反应很冷淡，这就是急性心理创伤后的"类休克状态"。这种"休克"状态是一种心理防御反应。此时，各种心理反应的阈值升高，反应速度明显迟钝，它防止了急性焦虑、惊恐等反应的发生。但必须意识到这种休克是一种沉重的心理创伤的表现，绝不能误认为病员心理已经适应了这种变化。所以，此时应用镇定的动作和语言稳定病员的情绪。

### （二）中期焦虑

当初期的"类休克状态"过去后，一般遇难者开始意识到自己的健康受到了极大的摧残，面临着毁容、伤残的危险，此时易产生极度的焦虑。焦虑是指人们对环境中一些即将来临、可能会造成危险和灾祸的情况进行适应时，主观上引起紧张和一种不愉快的期待情绪，焦虑的种类较多。几乎所有的遇难者都有期待性焦虑，他们渴望了解自己的伤情诊断，关心是否有死亡危险，是否会留下残疾，以及经治医生的水平。他们异常迫切地希望马上得到适当的诊治，马上恢复健康。这时求生的欲望占据了主导地位。另外，灾难的受害者都被迫离开自己的亲人、家园或熟悉的人而住入医院。许多自然灾害的受害者在担忧亲人的生命安全的同时，一种和亲人分离所产生的深深的孤独和失落等情绪，使其寝食不安、落落寡合。综上所述，焦虑所造成的心理痛苦和能力下降将干扰疾病的诊断与治疗。在进行心理护理的同时，必要时可合用一些抗焦虑药，以助病员的情绪安宁。

### （三）康复期的忧郁

当急性阶段的治疗过后生命不再有危险时，自我价值降低、角色冲突引起的矛盾显得格外突出。伤员们由原来社会和家庭的主人变成了社会和家庭的累赘，深感前途渺茫生活无望，从而诱发忧郁心理。忧郁的特征性症状即心境悲观、缺乏活力、自我感觉差。忧郁的严重程度常与伤残程度、心理和社会环境、病前性格及素质有关。一般来说，四肢功能的残缺、面容烧毁将严重导致社交和工作能力康复的困难。这对病员尤其是年轻人的心理打击最大。他们感到生活的甜蜜才刚开始就夭折了，表现为悲伤、忧郁、自卑、绝望、孤独乃至产生轻生的念头。万念俱灰的烧伤病员往往不愿暴露自己布满疤痕的脸庞。他们有的日夜戴口罩不见任何人，不与外人接触。总之，这类病员的自卑心理最重，他们把自己看成一个残疾人，用这种非常痛苦的自我意识折磨着自己。所以，此时的他们特别需要心理上的安慰与支持。另一方面，家属对疾病的态度、经济来源有无保障也与病员的情绪息息相关。如老年人受了伤要拖累儿女来照顾，而儿女本身也肩负家庭、工作的重担。所以，他们往往觉得歉疚、自责自罪，表现为食欲不振、沉默寡言、睡眠障碍。另外，性格急躁者往往求愈心切，操之过急，过多地进行活动和功能锻炼，其效果往往适得其反，反而挫伤了信心。而有依赖性格者往往一切依求他人的指导与帮助。何况，遇难以来一切衣食住行都由护理人员无微不至的照顾，强化了这种病员的依赖心理，自己不做任何主动努力使功能恢复，再得不到周围人的心理支持时显得忧郁、灰心和沮丧。而康复期的病员最突出的心理问题是为未来的事业、家庭生活和经济等的困扰。

另外，有些工伤、车祸、打击伤的患者，他们往往涉及经济利益或司法纠纷，也有些患者平时夫妻间并不亲密，但因受伤得到对方更多的照顾，或长期工作颇感到疲惫，而生病正好使其得到长期休息，这些患者都因生病获得一定的利益。这种"罹病利益"在心理上的强化往往使疾病过程强化，病员的症状迟迟不消失。尽管病员的动机是"无意识的"，但是这种情况使病情更为迁延，少数病员甚至成为终生的社会性残疾。所以，护理人员如何妥善地处理这些问题也至关重要。

## 二、对症心理护理

### （一）给予信赖感和安全感

当遇难者到达医院时伤情是严重的，心理往往处于"休克"状态，急救室里高声喧哗，操作慌张都会加深对伤员的心理刺激。护理人员应主动热情地接待病员，使遇难者感到受医护人员的重视，医护人员的态度要热情持重，动作熟练、迅速、有条不紊，对可能致残者，交代病情要委婉。这样能对遇难者及其家属的情绪起安定作用，使其产生信赖感和安全感。

### （二）精心护理、耐心倾听

从急救室的洗净污垢，更换衣物到治疗期中的喂饭，协助大小便，精心的护理将融洽护患之间的关系，使遇难者愿意把心里话讲给护士听，而护理人员用心的倾听，适当的安慰将使病员的焦虑心理得到疏泄，大大减轻患者的心理负担，有利于身心健康的恢复。

### （三）创造良好的环境

环境直接影响到病员的心境，阳光充足、温度适宜、空气新鲜无噪声，将会使患者的心境基本稳定，促使患者心情舒畅，早日康复。因此，病室应安静、整洁、淡雅。相反，嘈杂的声音、混乱的设施，都会引起患者情绪上的不安与烦躁。尤其医护人员的高声谈笑更使患者产生反感和消极的心境。因此，医护人员应特别注意自己的言行，做到说话轻、走路轻、关门轻、放物轻。

### （四）给予必要的信息

因患者都有期待性焦虑，故对患者的病情、预后、诊疗过程、康复过程以及主治医生的技术水平都可以给予必要的解说。多谈宏观、积极的一面，用同种伤情已痊愈的患者现身说法，稳定其情绪减少焦虑。

### （五）树立自信心

患者因突然遭受这样的打击而万念俱灰，护理人员与其交谈中可讨论人生价值、生存的意义、理想、信仰等。用一些模范人物的行动感召病员，让他们鼓起战胜疾病、重新生活的勇气。通过努力使遇难者们自我意识到"家庭离不开我""社会离不开我""工作岗位离不开我"。对一些四肢伤残或面部毁容的病员，由于他们的自卑心理特别重，这需要护理人员面对伤残、畸形不流露惊讶或恐惧的表情，而以坦然的态度处之。在交谈中鼓励病员"身残心不残"，让他们知道外表美是肤浅的，只有心灵美是人类永远追求和仰慕的，一个人能否得到人们的尊重，主要看他的品格和对社会的贡献。这样，病员的自信心就会慢慢地恢复，消除自卑感的思想包袱，变得更加自尊、自强。

### （六）满足遇难者爱与友谊的需要

灾害的遇难者虽然遭受不幸，身处病房，可他们仍有爱和友谊的渴求。护理人员应首先帮助他们与同室病员建立良好的人际关系，宣扬尊老爱幼、相互尊重、相互帮助的精神文明思想，杜绝人际关系恶化的因素和苗子。使他们感到病室温暖如家，这将使病员的心理得到安慰，消除孤独和不安。年轻的伤残患者常沉入珍惜爱而又不敢爱的矛盾心理中。护理人员应协助做好患者恋人的思想工作，以纯洁而坚贞的情操来追求真诚的感情，往往恋人的决心和深情将大大鼓舞受伤者，使他们增加战胜疾病的勇气。

### （七）给受难者精神的置换与升华

如果患者天天躺在床上，独自面对自己伤残的身体，难免不产生自哀自怜、寂寞悲凉的情绪。护理人员可以动员其看一些有趣的杂志、有益的小说，听广播音乐，出病室板报，帮助同室病友做简单的护理。这些事情既可活跃病室的气氛、充实其精神生活，也可转移病员的注意力唤起他们的情趣，精神从中得到了置换和升华，逐渐地减少病员的自卑心理、改变孤独寂寞为充实、愉快。

### （八）促进心理的健全，加速康复

（1）对于因家属和护理人员过多照顾而产生依赖心理的病员，应适当减少病员的照顾，调动其能动性，鼓励他作适当的活动，为日后恢复工作和社会生活做准备。

（2）在康复过程中，应让病员了解康复过程中可能遇到的种种情况，使病员在心理上有所准备。同时，又要对康复治疗进行指导使病员有信心，且能知道如何去进行活动、锻炼和治疗。在护士指导下由病员自发组织的康复团体有助于社会适应能力的恢复，也有助于病员交流康复经验，这对减少不良心理反应和康复确有好处。

（3）对于有"罹病利益"的病员不能简单斥责病员的症状是虚假的。虽然其中涉及的经济赔偿和司法纠纷不是护理人员所能解决的，但应将此类情况如实告知病员家属和单位。请他们协助尽早解决这些问题，这将对病员的康复大有好处。

（张丽萍）

# 第五节 遇难者的生活护理

受灾伤员的预后好坏主要取决于从受伤到开始救护的时间、初救的质量以及在现场和运送途中对重伤员的急救和复苏情况。而生活护理在救护中虽不如急救复苏那么重要，但也是保持身体健康的重要条件之一。良好的生活护理可以防止疾病、增进健康。遇难者的生活护理包括身体各部分的清洁卫生，个人用物及被服的清洁卫生。

## 一、皮肤护理

在自然灾害和人为灾害中，遇难者的皮肤完整性会遭到不同程度破坏，伤口受到一定的污染。受洪涝、海啸影响的灾民，由于洪水长期浸泡，双下肢发胀发白，如不及时给予皮肤护理，皮肤上脱落的皮屑、排出的汗液和皮脂，加上细菌、尘土血迹等结成污垢黏附在表皮上，堵塞毛孔，刺激皮肤，可引起瘙痒不适。沐浴是进行皮肤护理的重要手段，可清除表面污垢、促进血液循环、使关节和肌肉松弛，并可预防皮肤病、压疮、肌萎缩和关节强直。沐浴时还可观察皮肤症状和瘀斑、充血、水肿、结节、皮疹以及有无身体畸形和活动障碍，为诊断和治疗提供线索。沐浴可分淋浴及擦浴，应视病情而定。对于病情较重、年老体弱、创伤伤员，宜在床上给予擦浴以节省体力消耗；对于大出血、休克等重病员应暂免沐浴，轻轻擦去体表的污垢即可；病情较轻能下地活动的可淋浴。床上擦浴应注意保暖，并重视会阴部的清洗。否则可造成尿道口的感染、阴囊部湿疹、糜烂等。烧伤烫伤的皮肤护理按专科要求护理。

## 二、口腔护理

健康人抵抗力强，完整的口腔黏膜机械屏障以及胃酸的作用，不致引起疾病。而遇难者机体天然免疫机制相应下降，唾液的量和 pH 可能发生改变，口腔内微生物就可乘机迅速繁殖，引起各种口齿疾病和口周各器官的并发症。由于病员饮水、进食减少，滞留在齿缝间的食物残渣更易腐败发酵，引起口臭。病员感觉口内不适，影响食欲和消化功能，破坏情绪并影响社会交往。口腔疾病和口周各器官的并发症有牙周疾病、溃疡性口腔炎、化脓性腮腺炎、黏膜和牙龈出血、鹅口疮。对昏迷及危重病员、禁食及手术前后的病员、下颌骨折引起牙关紧闭的伤员，要加倍重视口腔护理。

具体方法如下：

（1）对生活可自理的轻病员要督促他们餐后漱口，并指导他们以正确的方法刷牙，每天早、晚各一次。也可使用爽口液。

（2）不能起床的病员可备齐用物协助他们在床上刷牙、漱口。护士协助伤员刷牙时动作需轻稳以免损伤齿龈及口腔黏膜。

（3）对不能自理的卧床病员进行口腔护理时，棉球蘸含漱溶液不可过多，每次用血管钳夹紧一个棉球擦洗。严防病员将溶液吸入呼吸道或遗留棉球于口腔内。高热、昏迷、危重等不能自理的伤员，每天两次口腔护理。

（4）含漱液可根据情况分别选用复方硼砂溶液、1.5% 双氧水、生理盐水、4% 碳酸氢钠溶液或 2% ~4% 硼酸溶液等。

凡有口腔溃物或口腔糜烂的病员，食物宜软，忌食辛、辣、酸苦等刺激性食物，饮料以温热为宜，避免过热过冷引起疼痛。

## 三、头发护理

梳理头发保持清洁不但可以促进病员的舒适感，还可使其焕发精神。应及时洗头理发以清除污垢，加强头部血液循环。生活不能自理或重危病员每天应为其梳头，长发可在头顶或两侧编成辫子以使躺卧舒适。新入院者应检查有无头虱。长期卧床病员可在床上洗发。

## 四、晨晚间护理

晨间护理多在早餐前进行。应协助病员刷牙、洗脸、洗手、擦背、梳头、整理床铺，使病员度过长夜后感到神清体爽，身心舒畅。指甲长的要修剪，床单不清洁的要更换，个人用物保持整洁。晚间护理多在晚餐后入睡前进行。内容与晨间护理大致相同，晚上要用热水给伤员洗脚、冲洗外阴，使病员舒适入睡。注意气温的变化，及时增减病员衣被。入睡前要保持病房的光线幽暗与安静以利于病员休息。

## 五、饮食护理

饮食护理是根据病情给予不同饮食，以保证营养、增强抵抗力、促使早日恢复健康。要了解伤员的饮食习惯和爱好以及病情对饮食的要求，有无对食物的过敏等。进餐前停止治疗和检查，清除影响食欲和消化不良的因素。给卧床病员洗手，帮助采取舒适的进食位置。发热和口臭病员要给水漱口，消化不良者根据医嘱给予开胃助消化药物。协助不能自理者进食，要让病员看见食物以增进食欲。喂时不可匆忙，病员咽下后再喂第二口。瘫痪者进食时应卧于健侧以免食物残留在口内。呛咳下咽反射迟钝者，喂食时要缓慢。同时密切观察，防止食物进入气管。食后应漱口以保持口腔卫生。

## 六、睡眠护理

遇难者由于受病痛的折磨，对治疗的疑虑以及对家人的思念等导致体力和脑力消耗很大。如能使病员在夜间安静入睡则对体力的增强、精神的松弛以及组织的修复都会起到良好的作用。协助病员有良好的睡眠，应做到以下几方面。

（1）创造良好的睡眠环境：病室应安静及避光。室温适宜，有空调设备夏季可调至18～20℃，冬季26～28℃。通风良好，但应避免过堂风。冬季宜在睡前通风10～15min。

（2）适宜的卧具：所用被褥、枕头尽可能符合本人习惯，床铺的软硬要适度，以病员感觉舒适为准。衣裤要宽大，不宜过紧。

（3）睡眠前注意饮食卫生：夜餐忌食过饱、睡前禁用浓茶等刺激物，并减少饮水。

## 七、各种引流管护理

术后各种引流管要妥善固定，并充分发挥引流作用。记录引流液的量、色、性质。

## 八、石膏固定牵引的皮肤护理

牵引的伤员要观察局部皮肤有无破溃、牵引穿刺处有无红肿，以防炎症发生。石膏固定的伤员要注意远端肢体末梢皮温、颜色，禁止伤员用尖锐物体在石膏内搔痒而误伤皮肤。

## 九、体位护理

根据病情需要予合适的卧位。慢性支气管炎呼吸困难者予半卧位，创伤休克给予平卧抬高下肢位，以增加回心血量。

## 十、现场遇难者的护理

对于被自然灾所谓围困的灾民，尤其洪涝灾难中的灾民，应帮助他们做好皮肤护理、已患有皮肤病患者应外用适当的药膏、药水。指导灾民饮用净水，教会澄清净水的方法，保证食物质量，控制肠道病暴发，防止各种流行病的传播。

（张丽萍）

# 第六节 休 克

休克（Shock）即由于各种严重创伤、失血、感染等导致神经体液因子失调，心输出量及有效循环血容量不足，微循环灌注量明显下降，因而无法维持重要生命脏器的灌流，以致缺血、缺氧、代谢紊乱等引起一系列病理、生理变化的综合征。休克的原因很多，有效循环血容量锐减是其共同特点。

## 一、休克分类

休克可因病因不同分为以下6种。

（1）低血容量休克：包括失血、失液、烧伤、过敏、毒素、炎性渗出等。

（2）创伤性休克：创伤后除血液丢失外，组织损伤大量液体的渗出，毒素的分解释放、吸收，以及神经疼痛因素等，都可导致休克。

（3）感染性休克：多见于严重感染，体内毒素产物吸收所致等。

（4）心源性休克：见于急性心肌梗死，严重心肌炎，心律失常等。

（5）过敏性休克：为药物或免疫血清等过敏而引起。

（6）神经源性休克：见于外伤，骨折和脊髓麻醉过深等。

## 二、休克病理机制

各种原因引起的休克虽各有特点，但最终导致的生理功能障碍大致相同，有效循环血容量不足是重要因素，心输出量下降是直接过程，血管床的容积扩大，微循环瘀血，器官功能障碍是最终结果。

（1）休克早期又称缺血性缺氧期：此期实际上是机体的代偿期，微循环受休克动因的刺激，使儿茶酚胺、血管紧张素、加压素、TXA 等体液因子大量释放，导致末梢小动脉、微循环、毛细血管前括约肌、微静脉持续痉挛，使毛细血管前阻力增加，大量真毛细血管关闭，故循环中灌流量急剧减少。上述变化使血液重新分布，以保证心脏等重要脏器的血供，故具有代偿意义。随着病情的发展，某些血管中的微循环动静脉吻合支开放，使部分微循环血液直接进入微静脉（直接通路）以增加回心血量。此期患者表现为精神紧张，烦躁不安，皮肤苍白、多汗，呼吸急促，心率增速，血压正常或偏高，如立即采取有效措施容易恢复，若被忽视，则病情很快恶化。

（2）休克期又称瘀血期或失代偿期：此期系小血管持续收缩，组织明显缺氧，经无氧代谢后大量乳酸堆积，毛细血管前括约肌开放，大量血液进入毛细血管网，造成微循环瘀血，血管通透性增强，大量血浆外渗，此外，白细胞在微血管上黏附，微血栓形成，使回心血量明显减少，故血压下降，组织细胞缺氧及血管受损加重。除儿茶酚胺，血管加压素等体液因素外，白三烯（LTS）纤维连接素（Fn），肿瘤坏死因子（TNF），白介素（TL），氧自由基等体液因子均造成细胞损害，也为各种原因休克的共同规律，被称为"最后共同通路"。临床表现为表情淡漠，皮肤黏膜发绀，中心静脉压降低，少尿或无尿，及一些脏器功能障碍的症状。

（3）休克晚期又称 DIC 期：此期指在毛细血管瘀血的基础上细胞缺氧更重，血管内皮损伤后胶原暴露，血小板聚集，促发内凝及外凝系统，在微血管形成广泛的微血栓，细胞经持久缺氧后胞膜损伤，溶酶体释放，细胞坏死自溶，并因凝血因子的消耗而播散出血，同时，因胰腺、肝、肠缺血后分别产生心肌抑制因子（MDF）、血管抑制物质（VDM）及肠因子等物质，最终导致重要脏器发生严重损伤，功能衰竭，此为休克的不可逆阶段。

# 三、主要临床表现

（1）意识和表情：休克早期，脑组织血供尚好，缺氧不严重，神经细胞反应呈兴奋状态，患者常表现为烦躁不安。随着病情的发展，脑细胞缺氧加重，患者的表情淡漠，意识模糊，晚期则昏迷。

（2）皮肤和肢端温度：早期因血管收缩口唇苍白，四肢较冷、潮湿。后期因缺氧或瘀血口唇发绀，颈静脉萎缩，甲床充盈变慢。

（3）血压：是反映心输出压力和外周血管的阻力，不能代表组织的灌流情况。在休克早期，由于外周血管阻力增加，可能有短暂的血压升高现象，此时舒张压升高更为明显，心排血量低，收缩压相对减低，因而脉压减小，这是休克早期较为恒定的血压变化，只有代偿不全时，才出现血压下降。

（4）脉搏：由于血压低，血容量不足，心搏代偿增快，以维持组织灌流，但由于每次心搏出量都较少，这样更加重心肌缺氧，心肌收缩乏力，所以在临床常常是脉搏细弱。

（5）呼吸：多由缺氧和代谢性酸中毒引起呼吸浅而快，晚期由于呼吸中枢受抑制，呼吸深而慢甚至不规则。

（6）尿量：早期是肾前性，尿量减少反映血容量不足，肾血灌注不足，后期有肾实质性损害，不但少尿，重者可发生无尿。

以上为各类休克共同的症状和体征，临床上战创伤休克突出的表现有"5P"。即皮肤苍白（pallor），冷汗（prespiration），虚脱（prostration），脉搏细弱（pulselessness），呼吸困难（pulmonary deficiency）。

# 四、病情评估

评估的目的是根据临床各项资料，及早发现休克的前期表现及病情的变化情况，为休克的早期诊治争取有利时机。

1. 病情判断　如下所述。

（1）病史收集：重点了解休克发生的时间、程度、受伤史、伴随症状；是否进行抗休克治疗；目前的治疗情况等。

（2）实验室检查：需测量以下数据。

1）测量红细胞计数，血红蛋白和血细胞比容，可了解血液稀释或浓缩的程度。

2）测量动脉血气分析和静脉血二氧化碳结合力，帮助了解休克时酸碱代谢变化的过程和严重程度。

3）测定动脉血乳酸含量，反映细胞内缺氧的程度，也是判断休克预后的一个重要指标，正常值为1.3mmol/L。

4）测定血浆电解质，有助于判断休克时机体内环境与酸碱平衡是否稳定。

5）测定肝、肾功能，有助于了解休克状态下肝肾等重要脏器的功能。

6）测定血小板计数，凝血酶原时间与纤维蛋白原以及其他凝血因子等，有助于了解是否有发生DIC的倾向。

（3）失血量的估计可通过以下3种方法估计

1）休克指数：脉率／收缩压，正常值0.5左右。休克指数为1，失血量约1 000mL；指数为2，失血量约2 000mL。

2）收缩压10.7kPa（80mmHg）以下，失血量为1 500mL以上。

3）凡有以下一种情况，失血量约1 500mL以上：①苍白口渴。②颈外静脉塌陷。③快速输入平衡液1 000mL，血压不回升。④一侧股骨开放性骨折或骨盆骨折。

（4）休克程度估计：临床上可将休克分为轻、中、重三度（表2-1）。

表2-1 休克的程度估计

| 休克程度 | 估计出血量（mL）（占全身血容量%） | 皮肤温度 | 肤色 | 口渴 | 神志 | 血压（mmHg） | 脉搏（次/分） | 血细胞比容 | 中心静脉压 | 尿量（mL） |
|---|---|---|---|---|---|---|---|---|---|---|
| 休克前期 | 760（<15%） | 正常 | 正常 | 轻 | 清楚 | 正常或增高 | 正常或略快 | 0.42 | 正常 | 正常或略少 |
| 轻度休克 | 1 250（15%～25%） | 发凉 | 苍白 | 轻 | 神志清楚，精神紧张 | 90～100/60～70 | 100～120 | 0.38 | 降低 | 少尿 |
| 中度休克 | 1 750（25%～35%） | 发凉 | 苍白 | 口渴 | 神志尚清楚，表情淡漠 | 60～90/40～60 | >120 | 0.34 | 明显降低 | 5～15 |
| 重度休克 | 2 250（35%～45%） | 冷湿 | 发绀 | 严重口渴 | 意志模糊，甚至昏迷 | 40～60/15～40 | >120 | <0.3 | 0 | 0 |

（5）休克早期诊断：休克早期表现为：①神志恍惚或清醒而兴奋。②脉搏>100次／分，或异常缓慢。③脉压2.6～4.0kPa（＜20～30mmHg）。④换气过度。⑤毛细血管再充盈时间延长。⑥尿量＜30mL/h（成人）。⑦直肠与皮温差3℃以上。若以上一项须警惕，两项以上即可诊断。

有明确的受伤史和出血征象的伤员出现休克，诊断为休克并不困难。对伤情不重或无明显出血征象者，可采用一看（神志、面色），二摸（脉搏、肢温），三测（血压），四量（尿量），等综合分析。

2. 临床观察 如下所述。

（1）神志状态：反映中枢神经系统血流灌注情况，患者神志清楚，反应良好表示循环血量已能满足机体需要。休克早期可表现为兴奋状态，随着休克程度的加重，可转为抑制状态，甚至昏迷。

（2）肢体温度、色泽：肢体温度和色泽能反映体表灌流的情况，四肢温暖，皮肤干燥，轻压指甲或口唇时局部暂时苍白而松压后迅速转为红润，表示外周循环已有改善，黏膜由苍白转为发绀，提示进入严重休克；出现皮下瘀斑及伤口出血，提示DIC的可能。

（3）体温不升或偏低：但发生感染性休克时，体温可高达39℃。

（4）脉搏：休克时脉搏细速出现在血压下降之前，是判断早期休克血压下降的可靠依据。

（5）呼吸浅而快，伴有酸中毒时呼吸深而慢。晚期可出现进行性呼吸困难。

（6）尿量：观察尿量就是观察肾功能的变化，它是反映肾脏毛细血管灌注的有效指标，也是反映内脏血流灌注情况的一个重要指标。早期肾血管收缩，血容量不足，可出现尿量减少；晚期肾实质受损，肾功能不全，少尿加重，甚至出现无尿。

（7）血压与脉压：观察血压的动态变化对判断休克有重要作用。休克早期由于外周血管代偿性收缩，血压可暂时升高或不变，但脉压减小；失代偿时，血压进行性下降。脉压是反映血管痉挛程度的重要指标。脉压减小，说明血管痉挛程度加重，反之，说明血管痉挛开始解除，微循环趋于好转。

# 五、治疗

由于休克可危及生命，应紧急采取有效的综合抢救措施以改善血管的组织灌流，防止生命攸关的器官发生不可逆的损害，其治疗原则必须采取综合疗法，尽早去除病因，及时、合理、正确地选用抗休克药物，以尽快恢复有效循环血量，改善组织灌流，恢复细胞功能。

（1）紧急处理和急救：对心搏、呼吸停止者立即行心肺复苏术。对严重的战创伤者采取边救治边检查边诊断或先救治后诊断的方式进行抗休克治疗。同时采取：

1）尽快建立 2 条以上静脉通道补液和血管活性药。

2）吸氧，必要时气管内插管和人工呼吸。

3）监测脉搏、血压、呼吸、中心静脉压、心电图等生命体征及测量指标。

4）对开放性外伤立即行包扎、止血和固定。

5）镇痛：肌内注射或静脉注射吗啡 5～10mg，但严重颅脑外伤，呼吸困难，急腹症患者在诊断未明时禁用。

6）尽快止血：一般表浅血管或四肢血管出血，可能采用压迫止血或止血带方法进行暂时止血，待休克纠正后再行根本性止血；如遇内脏破裂出血，可在快速扩容的同时积极进行手术止血。

7）采血标本送检，查血型及配血。

8）留置导尿管监测肾功能。

9）全身检查，以查明伤情，必要时进行胸、腹腔穿刺和做床旁 B 超，X 线摄片等辅助检查明确诊断，在血压尚未稳定前严禁搬运患者。

10）对多发伤则上按胸、腹、头、四肢顺序进行处置。

11）确定手术适应证，作必要术前准备，进行救命性急诊手术，如气管切开，开胸心脏按压，胸腔闭式引流，剖腹止血手术等。

12）适当的体位，取休克位即头和腿部各抬高30°，以增加回心血量及减轻呼吸时的负担，要注意保暖。

13）向患者或陪伴者询问病史和受伤史做好抢救记录。

（2）液体复苏

1）复苏原则：休克液体复苏分为 3 个阶段，根据各阶段的病理、生理特点采取不同的复苏原则与方案。

第一阶段为活动性出血期：从受伤到手术止血约 8h，此期的重要病理生理特点是急性失血（失液）。治疗原则主张用平衡盐液和浓缩红细胞复苏，比例为 2.5：1，不主张用高渗盐液，全血及过多的胶体溶液复苏，不主张用高渗溶液是因为高渗溶液增加有效循环血容量升高血压是以组织间液、细胞内液降低为代价的，这对组织细胞代谢是不利的，不主张早期用全血及过多的胶体是为了防止一些小分子蛋白质在第二期进入组织间，引起过多的血管外液体扣押，同时对后期恢复不利，如患者大量出血，血色素很低，可增加浓缩红细胞的输注量。

第二阶段为强制性血管外液体扣押期：历时 1～3d。此期的重要病理生理特点是全身毛细血管通透性增加，大量血管内液体进入组织间，出现全身水肿，体重增加。此期的治疗原则是在心肺功能耐受情况下积极复苏，维持机体足够的有效循环血量。同样此期也不主张输注过多的胶体溶液，特别是清蛋白。此期关键是补充有效循环血量。

第三阶段为血管再充盈期：此期集体功能逐渐恢复，大量组织间液回流入血管内。此期的治疗原则是减慢输液速度，减少输液量。同时在心肺功能监护下可使用利尿剂。

2）复苏液体选择：一个理想的战创伤复苏液体应满足以下几个要素：①能快速恢复血浆容量，改善循环灌注和氧供。②有携氧功能。③无明显不良反应，如免疫反应等。④易储存、运输，且价格便宜。

A. 晶体液：最常用的是乳酸钠林格液，钠和碳酸氢根的浓度与细胞外液几乎相同，平衡盐溶液和生理盐水等也均为常用。

扩容需考虑3个量，即失血量，扩张血管内的容积，丢失的功能细胞外液，后者必须靠晶体纠正，休克时宜先输入适量的晶体液以降低血液黏稠度，改善微循环。但由于晶体液的缺陷在于它不能较长时间停留在血管内以维持稳定的血容量，输入过多反可导致组织水肿，故应在补充适量晶体液后应补充适量的胶体液如清蛋白、血浆等。

B. 胶体液：常用的有706代血浆，中分子右旋糖酐，全血，血浆，清蛋白等，以全血为最好。全血有携氧能力，对失血性休克改善贫血和组织缺氧特别重要。补充血量以维持人体血细胞比容0.30左右为理想，但胶体液在血管内只维持数小时，同时用量过大可使组织间液过量丢失，且可发生出血倾向，常因血管通透性增加而引起组织水肿。故胶体输入量一般为1 500～2 000mL。中度和重度休克应输一部分全血。右旋糖酐40也有扩容，维持血浆渗透压，减少红细胞凝聚及防治DIC的作用。但它可干扰血型配合和凝血机制，对肾脏有损害，且可引起变态反应，故不宜大量应用，每天500～1 000mL即可。晶体液体和胶体液他们有各自的优势，也有自己的不足（表2-2）。

表2-2　几种复苏液体的优劣

| 种类 | 常见液体 | 适应证 | 优点 | 不足 |
|---|---|---|---|---|
| 晶体液 | 生理盐水林格氏液 7.5% NaCl溶液 | 低血容量休克，脱水 失血性休克 | 等渗，易储存，价格便宜 小量高效，有增加心肌收缩力作用，作用时间长于生理盐水 | 输入量多，为失血量的3倍，易致血液稀释，水肿、凝血功能障碍，过量使用有高氯血症危险 |
| 高渗盐胶体混合液 | 高渗盐右旋糖酐（HSD）、高渗盐羟乙基淀粉 | 失血性休克 | 小量高效，有增加心肌收缩力作用，作用时间长于生理盐水，高渗盐羟乙基淀粉小量高效 | 过量使用有高氯血症危险，影响凝血功能，有过敏反应，影响配血 |
| 胶体液 | 清蛋白、右旋糖酐、6%羟乙基淀粉、明胶基质液 | 失血性休克 | 扩容作用强，1∶1替代血液，作用时间较长 | 清蛋白过量使用，漏入组织，影响组织功能；其他影响凝血功能，有过敏反应，影响配血 |
| 血液 | 出血 | | 携氧 | 储存，血型，交叉配血，输血反应，感染，免疫原性 |
| 人造血 | 血红蛋白溶液、氟碳代血液 | 出血 | 易储存，无血型 | 仅在实验阶段 |

3）液体补充量：常为失血量的2～4倍，不能失多少补多少。晶体与胶体比例3∶1。中度休克直输全血600～800mL，当血球比积低于0.25或血红蛋白低于60g/L时应补充全血。

4）补液速度：原则是先快后慢，第一个30min输入平衡液1 500mL，右旋糖酐500mL，如休克缓解可减慢输液速度，如血压不回升，可再快速输注平衡液1 000mL，如仍无反应，可输全血600～800mL，或用7.5%盐水250mL，其余液体在6～8h内输入。在抢救休克患者时，不仅需要选择合适的液体，还需以适当的速度输入，才能取得满意的效果，然而，快速输液的危险性易引起急性左心衰竭和肺水肿，故必须在输液的同时监测心脏功能，常用的方法是监测中心静脉压（CVP）与血压或肺动脉楔压（PAWP）。

5）监测方法：临床判断补液量主要靠监测血压、脉搏、尿量、中心静脉压、血细胞比容等。有条件应用Swan-Ganz导管行血流动力学监测。循环恢复灌注良好指标为尿量300mL/h；收缩压>13.3kPa

（100mmHg）；脉压 >4kPa（30mmHg）；中心静脉压为 0.5 ~1kPa（5.1 ~10.2mmHg）。

（3）抗休克药物的应用

1）缩血管药物与扩血管药物的应用：缩血管药物可以提高休克伤员的血压，以受体兴奋为主的去甲肾上腺素 3mg 左右或间羟胺（阿拉明）10 ~20mg，加在 500mL 液体内静脉滴注，维持收缩压在 12 ~13.3kPa（90 ~100mmHg）左右为宜，如组织灌注明显减少，仅为权宜之计，仅用于血压急剧下降，危及生命时，应尽快输血输液恢复有效血容量。

扩血管药物可在扩容的基础上扩张血管以增加微循环血容量，常用的有：异丙肾上腺素，多巴胺，妥拉唑啉，山莨菪碱，硝普钠等，尤其适用于晚期休克导致心力衰竭的伤员。

血管活性药物必须在补足血容量的基础上使用，应正确处理血压与组织灌注流量的关系。血管收缩剂虽可提高血压，保证心脑血流供应，但血管收缩本身又会限制组织灌流，应慎用。血管扩张剂虽使血管扩张血流进入组织较多，但又会引起血压下降，影响心脑血流供应。在使用时应针对休克过程的特点灵活应用。例如使用适量的间羟胺等既有 α 受体，又有 β 受体作用的血管收缩剂，维持灌流压，同时使用小剂量多巴胺维持心、脑、肾血流量是较为合理而明智的。

2）肾上腺皮质激素：肾上腺皮质激素可改善微循环，保护亚细胞结构，增强溶酶体膜的稳定性，并有抗心肌抑制因子的作用，严重休克时主张大剂量、早期、静脉、短期使用肾上腺皮质激素。常用甲基强的松龙，每次 200 ~300mg；地塞米松，每次 10 ~20mg；氢化可的松，每次 100 ~200mg，隔 4 ~6h 静脉注射 1 次。应注意的是大剂量糖皮质激素会使机体抗感染能力下降，延迟伤口愈合，促进应激性溃疡的发生，故应限制用药时间，一般为 48 ~72h，有糖尿病或消化道溃疡出血危险者应慎用。

3）盐酸钠洛酮：盐酸钠洛酮具有阻断 β 内啡呔的作用，可使休克时血压回升，起到良好的抗休克作用。此外，它还能稳定溶酶体膜，抑制心肌抑制因子，增加心排血量。其主要的不良反应为疼痛，一定程度上限制了休克的治疗。

（4）纠正酸中毒和电解质紊乱：酸中毒贯穿于休克的始终，因此，应根据病理生理类型结合持续监测的血气分析，准确掌握酸中毒及电解质的异常情况，采取措施。

1）代谢性酸中毒：缺碱 $HCO_3^-$ >5mmol/L 时，常非单纯补液能纠正，应补充碱性药物，常用的药物为碳酸氢钠，乳酸钠和氨丁三醇。

2）呼吸性酸中毒合并代谢性酸中毒：一般暂不需要处理，若同时伴有血中标准碳酸盐（SB）和 pH 值增高时则需要处理。对气管切开或插管的患者，可延长其外管以增加呼吸道的无效腔，使 $PCO_2$ 增至 4kPa（30mmHg）以上以降低呼吸频率。

3）呼吸性酸中毒：常为通气不足并发症进行性充血性肺不张所致。应早清理气道以解除呼吸道梗阻，及早行气管切开术，启用人工呼吸器来维持潮气量 12 ~15mL/kg，严重时应采用呼气末正压呼吸（PEEP）。

休克时酸中毒重要是乳酸聚积引起的乳酸性酸中毒，故二氧化碳结合力作为判定酸中毒和纠正酸中毒的指标可能更为合理，也可采用碱剩余计算补碱量，计算公式如下。

所需补碱量 =（要求纠正的二氧化碳结合力 - 实测的二氧化碳结合力）×0.25×千克体重

所需补碱量 =（2.3 - 实测碱剩余值）×0.25×千克体重

由于缺氧和代谢性酸中毒，容易引起细胞内失钾，尽管血钾无明显降低，但机体总体仍缺钾，因此应在纠酸的同时补钾。

（5）对症治疗

1）改善心功能：由于各类休克均有不同程度的心肌损害，除因急性心肌梗死并发休克者外，当中心静脉压和肺动脉楔压升高时可考虑使用洋地黄强心药，并应注意合理补液，常用药为毛花甙 C（西地兰）0.2 ~0.4mg 加入 25% 葡萄糖液 20mL 内，静脉缓慢推注。

2）DIC 的防治：DIC 的治疗原则以积极治疗原发病为前提，改善微循环应尽早使用抗凝剂以阻止 DIC 的发展。常用的药物为肝素。此药物可阻止凝血酶原转变为凝血酶，从而清除血小板的凝集作用，DIC 诊断一经确定，即应尽早使用，用量为 0.5 ~1mg/kg，加入 5% 葡萄糖液 250mL 中，静脉滴注每 4 ~

6h 1 次。以便凝血时间延长至正常值的 1 倍（即 20～30min）为准。

3）氧自由基清除剂：休克时组织缺氧可产生大量氧自由基（OFR），它作用于细胞膜的类脂，使其过氧化而改变细胞膜的功能，并能使中性白细胞凝聚造成微循环的损害。在休克使用的 OFR 清除剂有：超氧化物歧化酶（super oxide dismutase，SOD），过氧化氢酶（CAT），维生素 C 和 E，谷胱甘肽与硒等。

4）抗休克裤：它能起到"自身输血"作用，自身回输 750～1 000mL 的储血，以满足中枢循环重要脏器的血供。同时还有固定骨折、防震，止痛及止血的作用，一般充气维持在 2.7～5.3kPa（20～40mmHg）即可，是战时现场休克复苏不可缺少的急救设备。

5）预防感染：休克期间人体对感染的抵抗力降低，同时还可以发生肠道细菌易位，肠道内的细菌通过肠道细菌屏障进入人体循环引起全身感染等。对严重挤压伤或多处伤，合并胸腹部创者应在抢救开始即开始早期大剂量应用抗生素，预防损伤部位感染。

# 六、监护

1. 一般情况监护　观察患者有无烦躁不安，呼吸浅快，皮肤苍白，出冷汗，口渴，头晕，畏寒，休克的早期表现，加强体温，脉搏，呼吸，血压的监护，尤其要重视脉压的变化。

2. 血流动力学监测　如下所述。

（1）心电监测：心电改变显示心脏的即时状态。在心功能正常的情况下，血容量不足及缺氧均会导致心动过速。

（2）中心静脉压（CVP）监测：严重休克患者应及时进行中心静脉压的监测以了解血流动力学状态。中心静脉压正常值为 0.49～1.18kPa（5～12cmH$_2$O），低于 0.49kPa（5cmH$_2$O）时常提示血容量不足；>1.47kPa（15cmH$_2$O）则表示心功能不全，静脉血管床收缩或肺静脉循环阻力增加；>1.96kPa（20cmH$_2$O）时，提示充血性心力衰竭。在战伤休克情况下，应注意中心静脉压和动脉压以及尿量三者的关系，决定血容量补足与否，扩容速度快慢，右心排血功能，是否应该利尿。中心静脉压是休克情况下补液或脱水的重要指标。

（3）肺动脉楔压（PAWP）及心排量（CO）监测：肺动脉楔压有助于了解肺静脉，左心房和左心室舒张末期的压力以此反映肺循环阻力的情况；有效的评价左右心功能。为使用心肌收缩药，血管收缩剂或扩张剂等心血管药物治疗提供依据及判断疗效。肺动脉楔压正常值为 0.8～2kPa（6～15mmHg），增高表示肺循环阻力增高。肺水肿时，肺动脉楔压大于 3.99kPa（30mmHg）。当肺动脉楔压升高，即使中心静脉压无增高，也应避免输液过多，以防引起肺水肿。

心排量一般用漂浮导管，测出心血排量。休克时心排量通常降低，但在感染性休克有时较正常值增高。

（4）心脏指数监测：心脏指数指每单位体表面积的心输出量可反映休克时周围血管阻力的改变及心脏功能的情况。正常值为 3～3.5L/（min·m$^2$）。休克时，心脏指数代偿性下降，提示周围血管阻力增高。

3. 血气分析监测　严重休克由于大量失血，使伤员处于缺氧及酸中毒状态，如伴有胸部伤，可以导致呼吸功能紊乱。因此，血气分析监测已成为抢救重伤员不可缺少的监测项目。随着休克加重，会出现低氧血症，低碳酸血症，代谢性酸中毒，可以多种情况复合并发出现，故而需多次反复监测血气分析才能达到治疗的目的。

4. 出凝血机制监测　严重休克时，由于大量出血，大量输液，大量输注库存血，常导致出血不止，凝血困难，出现 DIC。故应随时监测凝血酶原时间，纤维蛋白原及纤维蛋白降解产物等，帮助诊断。

5. 肾功能监测　尿量反映肾灌注情况的指标，同时也反映其他血管灌注情况，也是反映补液及应用利尿，脱水药物是否有效的重要指标。休克时，应动态监测尿量，尿比重，血肌酐，血尿素氮，血电解质等，应留置导尿管，动态观察每小时尿量，抗休克时尿量应 >20mL/h。

6. 呼吸功能监测　呼吸功能监测指标包括呼吸的频率，幅度，节律，动脉血气指标等，应动态监测。使用呼吸机者根据动脉血气指标调整呼吸机使用。

7. 微循环灌注的监测　微循环监测指标如下：①体表温度与肛温：正常时两者之间相差 0.5℃，休克时增至 1~3℃，两者差值越大，预后越差。②血细胞比容：末梢血比中心静脉血的血细胞比容大 3% 以上，提示有周围血管收缩，应动态观察其变化幅度。③甲皱微循环：休克时甲皱微循环的变化为小动脉痉挛，毛细血管缺血，甲皱苍白或色暗红。

# 七、预防

（1）对有可能发生休克的伤病员，应针对病因，采取相应的预防措施。活动性大出血者要确切止血；骨折部位要稳妥固定；软组织损伤应予包扎，防止污染；呼吸道梗阻者需行气管切开；需后送者，应争取发生休克前后送，并选用快速而舒适的运输工具，运送途中注意保暖。

（2）充分做好手术患者的术前准备，包括纠正水与电解质紊乱和低蛋白血症；补足血容量；全面了解内脏功能；选择合适的麻醉方法。

（3）严重感染患者，采用敏感抗生素，静脉滴注，积极清除原发病灶，如引流排脓等。

（曲宝诺）

# 第三章

# 手术室护理

## 第一节 手术室护理工作

手术室护理工作是围手术期护理的重要组成部分,手术室具有环境特殊、医疗设备先进、工作繁重、操作技术和团队合作要求高等特点。因此,手术室护理人员不仅要具备诚实、严谨、爱岗敬业的思想素质,良好的语言表达、沟通能力,高度的无菌观念及娴熟的业务操作能力,还要具备对突发事件的应变能力,才能默契地配合手术医师,保证手术的顺利进行。

## 一、手术室的设置与管理

手术室是为患者提供手术及抢救的场所,在设计、建设、布局和管理上有严格的要求,其目标是确保手术的安全性和高效性。

### (一)手术室的设置和布局

1. 设置 手术室应安排在医院内环境幽静、较少污染的地段,靠近手术科室,以方便接送患者;与监护室、病理科、放射科、血库、中心化验室等相邻,最好有直接的通道和通讯联系设备。平面设计要求做到分区明确、功能流程短捷、洁污分流、无交叉污染、使用合理。患者和工作人员应由各自通道进入手术室,周围道路设立安静标志。手术室内走廊宽度不少于2.5cm,便于工作人员、无菌器械、敷料的进出和平车运送患者。

2. 布局

(1)手术室一般采用双通道布局:①无菌手术通道:包括医护人员通道、患者通道、洁净物品供应通道。②非洁净处置通道:术后器械、敷料的污物通道。

(2)分区:手术室按照洁净程度分为3个区。

1)洁净区:又称为限制区或无菌区,洁净要求严格,设在手术室的内侧。包括无菌手术间、洗手间、无菌室、贮药室等。非手术人员或非在岗人员禁止入内,此区内的一切人员及活动必须严格遵守无菌原则。

2)准洁净区:又称为半限制区或清洁区,设在手术室中间。包括器械室、敷料室、洗涤室、手术间外走廊、恢复室和石膏室等。该区是非洁净区进入洁净区的过渡区域,进入者不得大声谈笑或喊叫,凡已手臂消毒或已穿无菌手术衣者,不可进入此区。

3)非洁净区:又称为非限制区或污染区,设在最外侧。包括办公室、会议室、实验室、标本室、污物室、资料室、电视教学室、值班室、更衣室、手术患者家属等候室。交接患者处应保持安静,患者在此换乘手术室平车进入手术间。

### (二)手术室的设施

手术间的数量与手术科室床位比一般为1:(20~25)。手术间的面积应根据综合手术室和专科手术室而定,普通手术间为30~40m²,特殊房间约60m²,室温保持在22~25℃,相对湿度40%~60%为宜。手术室电源应有双相供电设施,以保证安全运转。手术间的基本配备包括多功能手术床、大小器械桌、升降台、麻醉机、无影灯、药品柜、敷料柜、读片机、吸引器、输液轨、各种扶托及固定患者的物品。现代手术室有中心供氧、中心负压吸引和中心压缩空气等装备设施，配备各种监护仪、X 线摄影和显微外科装置等，有电视录像装置供教学、参观使用。

### （三）手术室的分类

按手术有菌或无菌的程度，手术间可划分成以下 5 类。

1. Ⅰ类手术间　即无菌净化手术间，主要接受颅脑、心脏、脏器移植等手术。

2. Ⅱ类手术间　即无菌手术间，主要接受脾切除手术、闭合性骨折切开复位术、眼内手术、甲状腺切除术等无菌手术。

3. Ⅲ类手术间　即有菌手术间，接受胃、胆囊、肝、阑尾、肾、肺等部位的手术。

4. Ⅳ类手术间　即感染手术间，主要接受阑尾穿孔腹膜炎手术、结核性脓肿、脓肿切开引流等手术。

5. Ⅴ类手术间　即特殊感染手术间，主要接受铜绿假单胞菌、气性坏疽杆菌、破伤风梭菌等感染的手术。

### （四）手术室的管理

手术室管理工作涉及麻醉科、外科、辅助科室等多科室，所以必须要加强手术室的管理，建立健全各项规章制度，确保手术顺利进行，杜绝差错与事故，保证重危患者及意外事故的抢救，保障手术室的无菌环境。

1. 环境管理

（1）手术间每月定期做空气细菌培养 1 次，每周彻底清扫 1 次。每天或手术前后湿式擦拭手术间内各种设施、物体表面及地面。每台手术结束后用含有效氯 500mg/L 消毒剂和清水各湿式拖地一次，并彻底打扫手术间卫生。

（2）手术室内的空气消毒机过滤网、格栅栏分别每周、每天清洁 1 次并记录。

（3）手术间的天花板、墙面、地面、物体表面，尤其是通风系统的出风口、进风口，应每周定期全面清洁与消毒。

（4）辅助用房及走道每日湿式清扫 2 次，若有污染及时清洁消毒。

（5）清洁用具按不同区域或手术间依次进行消毒、清洗、晾干，分开使用，不得混用。

（6）患者血液、体液、分泌物、排泄物等污染物，用含有效氯 500mg/L 的消毒剂擦洗，消毒后清水擦拭。

（7）血压器、听诊器、电脑、键盘、鼠标每天用清水擦拭干净，遇污染时用 75% 乙醇擦拭。血压计袖带若被血液、体液污染，用含有效氯 500mg/L 的消毒液浸泡 30 分钟流动水冲净晾干。

2. 人员管理

（1）手术人员出入管理：①出入人员必须严格遵守手术室的各项规章制度，按照规定路线出入，与手术无关人员不得进入手术室。②参加手术的人员依据手术通知单，持胸卡领取和穿洗手衣进入手术室，无胸卡者未经允许不得进入手术室。③凡进入手术室的人员应更换衣裤、鞋、帽及口罩，并按"上衣扎在裤带内，头发、口鼻不外露"的要求整齐着装。用后的手术衣、拖鞋、帽子及口罩应放置于指定地点。④手术室人员外出时应换外出鞋、穿外出衣。⑤参观人员必须经有关部门批准后方可进入手术室。⑥患上呼吸道感染者原则上不得进入手术室，确需进入应戴双层口罩。⑦贵重物品及现金不得带入手术室。

（2）手术室参观人员管理：原则上手术室谢绝外来人员参观。①非手术室工作人员未经手术室护士长允许，不得擅自进入手术室观摩手术。院外人员需经医务处批准并得到手术室护士长允许方可参观。②25 ~ 30m$^2$ 手术间参观人数不超过 4 人，40m$^2$ 手术间参观人数不超过 6 人。③参观者必须严格遵守手术室的各项规章制度，服从手术室工作人员管理。④进入手术室后，应遵守手术室规定，到指定区域内参观，不得任意走动。⑤参观者应严格遵守无菌技术原则，与手术台保持 30cm 以上距离，避免污染手术区。⑥参观结束后，按规定交回手术室衣裤、钥匙等物品。⑦夜间急诊不安排参观。

　　3. 物品管理

　　（1）手术室物品清点查对制度：①所有手术开始前、关闭体腔前、体腔完全关闭后、缝合皮肤后均应清点物品并记录。②物品清点由器械护士、巡回护士共同完成。③物品清点应特别注意刀片、螺钉、螺帽及各种进腔物品的完整性，清点时必须两人清点并确认物品（实物）无误，如有疑点应马上重新核查。④手术未完成前不得随意挪用器械台上的物品，掉落台下的物品（包括切下来的组织）应及时捡起，放在固定的地方，不可在手术未完成前移出。⑤双切口手术需两次清点物品时，一侧手术完后常规清点后，再行另一侧的物品清点。⑥手术过程中增减物品要及时查对并准确记录，器械护士要提示医生共同记住术中放在伤口内的纱布、纱垫、器械等。⑦使用清点过的物品如发现异常（重叠、少带、物品不完整），应立即通报并及时处理。

　　（2）手术室标本管理制度：①手术切下的标本不能随意丢弃，必须送病理检查。②未经医院管理部门许可，任何人不得擅自将手术室临时保存或送检标本取走。③巡回护士应按要求备好标本袋，并详细填写患者姓名、住院号、标本名称等标签信息。④器械护士在台上应将切下组织标本妥善放好：处理多个标本时，应经医生确认、巡回护士核对后，方可装入标本袋中。⑤手术期间需要做细菌培养、涂片者，应事先填写好化验单，标本取下后由巡回护士立即送检。⑥术后，器械护士应与巡回护士认真核对患者姓名、住院号、标本名称后送检。⑦器械护士将标本交病理科前，应与病理科医生共同核对病理检查申请单和标签信息，并与病理科医生在标本登记本上双签名确认，由病理科医生将标本组织浸泡于10%甲醛溶液中，并封袋存放于标本柜中。

# 二、手术室物品的准备

## （一）常用外科手术器械

　　1. 手术刀　用于切割和解剖组织，由刀柄和刀片组成（图3−1）。安装时，用持针器夹持刀片前端背侧1/3处，与刀柄槽对合，向下嵌入；取下时，再用持针器夹持刀片尾端背侧1/3处，稍提起刀片，向上顺势推出刀柄槽（图3−2）。传递手术刀时，传递者左手握持刀片与刀柄衔接处背侧，刀锋向上，将刀柄尾端送于操作者右手中。

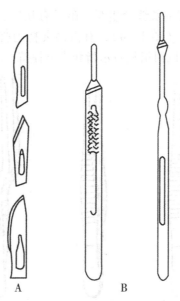

A　　　　　B

**图3−1　手术刀片和刀柄**

A. 刀片；B. 刀柄

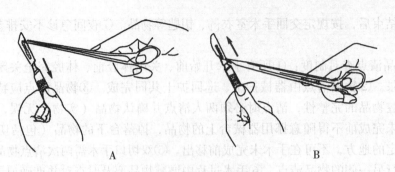

**图 3 - 2  手术刀片的安装**

A. 安装刀片；B. 卸下刀片

2. **手术剪**  术中用于剪开组织、缝线或特殊材料，一般包括组织剪（有弯剪和直剪之分）和线剪（简称直剪）两种。组织剪用于软组织剪开和分离，线剪用于剪开缝线或敷料。传递方法为传递者手握剪刀的中部，将剪刀柄尾端递给操作者，剪刀头朝向自己（图 3 - 3）。

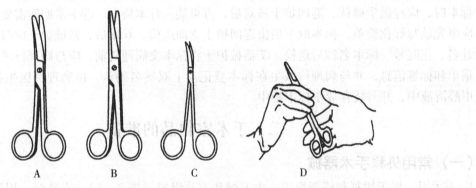

**图 3 - 3  手术剪和传递方法**

A. 弯组织剪；B. 直组织剪；C. 眼科剪；D. 手术剪传递方法

3. **钳镊类**

（1）手术镊：用于夹持、辅助解剖及缝合组织。镊子有长短、粗细之分，尖端分无齿或有齿。无齿镊用途广，用于夹持所有组织脏器（图 3 - 4），有齿镊夹持力强，对组织损伤较大，适用于夹持皮肤、筋膜、瘢痕等。正确执镊方法是以拇指相对示指和中指捏持，不应满把握持。

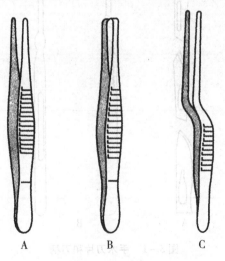

**图 3 - 4  手术镊**

A. 无齿镊；B. 有齿镊；C. 枪状镊

（2）持针器：用于夹持缝针、协助缝线打结，缝合时应以持针器的尖端夹持缝针的中后 1/3 交界处。根据缝合针型号大小而选用大、中、小号持针器。传递方法为传递者握持针器的上、中部，然后将持针器柄端递给操作者。要避免将持针器和缝线同时握在手里（图3-5）。

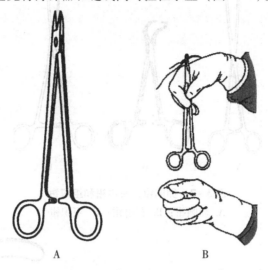

图3-5　持针器和传递方法
A. 持针器；B. 传递方法

（3）血管钳：又名止血钳，用于分离、钳夹组织和止血，协助持针、夹持敷料等。有长、短、直、弯、有齿和无齿之分，最常用的有齿弯血管钳，用于皮下组织止血。传递时术者掌心向上，拇指外展，其余四指并拢伸直，传递者握血管钳前端，以柄环端轻敲术者手掌，传递至术者手中（图3-6）。

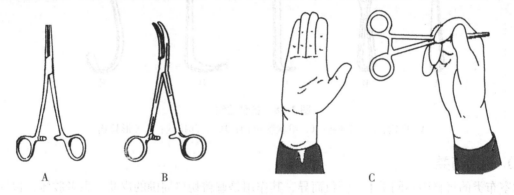

图3-6　血管钳和传递方法
A. 直血管钳；B. 弯血管钳；C. 传递方法

（4）卵圆钳：又名海绵钳，分有齿、无齿两种，有齿夹持敷料、物品；无齿夹持脆弱的组织（如肠管、肺叶等）（图3-7）。传递方法同血管钳。

（5）布巾钳：用于固定敷料、保护切口（图3-7）。传递方法同血管钳。

（6）组织钳：俗称鼠齿钳或Aliss钳。其特点是头端有一排细齿，用于夹持组织或皮瓣（图3-7）。传递方法同血管钳。

4. 拉钩类　又名牵开器，用于牵开切口、暴露术野。拉钩种类繁多、大小不一，根据手术部位、深浅进行选择（图3-8）。

5. 缝针　常用有三角针、圆形缝针、无创伤缝针等。用于组织缝合或贯穿结扎，缝针由针尖、针体、针眼三部分组成。

6. 特殊器械　如刮除坏死组织和死骨的刮匙，探查窦道、瘘管深度和方向的探针，用于剥离骨膜等组织的剥离子等。

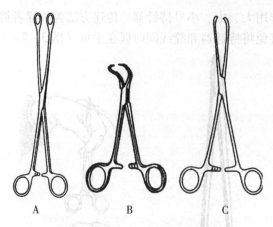

**图 3-7 卵圆钳、布巾钳和组织钳**

A. 卵圆钳；B. 布巾钳；C. 组织钳

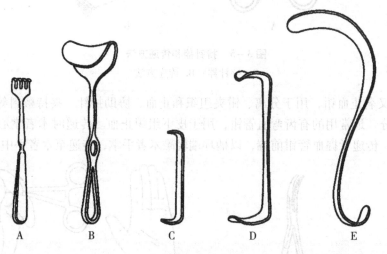

**图 3-8 各种拉钩**

A. 爪钩；B. 创缘钩；C. 甲状腺拉钩；D. 腹部拉钩；E. S 形拉钩

## （二）手术布类

手术室布类的规格因不同手术、部位而异，其作用是遮盖切口周围的皮肤、患者肢体，包括扩大范围的有菌区，以防发生感染。布料选择质地细柔、厚实的纯棉布，颜色采用浅蓝、深蓝、淡绿、墨绿为宜。针对一些特殊感染手术，医院选择使用一次性手术单和衣服。

1. **手术衣** 有（对开式、包裹式）手术衣、手术人员洗手衣裤、手术工作人员制服、外出衣等。

2. **手术单** 切口巾、中单、大单、孔巾、包布等。

## （三）手术敷料

1. **纱布类** 纱垫，用于保护切口，深部拭血；纱布块，干的用于保护切口，湿的术中止血，也可用于覆盖伤口；纱球，用于分离组织；纱条，用于组织填塞止血。

2. **棉花类** 棉球，用于切口消毒，涂擦药物；棉片（带线），用于颅脑、脊柱等手术拭血或压迫止血；棉签，用于采集标本或涂擦药物。

3. **特殊敷料** 碘仿纱条，有芳香气味，具有引流、填充压迫止血、防腐、防臭、杀菌、减少伤口分泌物的作用；凡士林纱条，在填塞、压迫止血时使用；明胶海绵，具有吸水性，可作为局部止血剂。

## （四）医用缝线

1. **医用丝线** 使用最为广泛，主要用于缝合组织和结扎血管。组织反应小，但不能吸收。

2. **无损伤缝线** 有不可吸收和可吸收之分。不可吸收缝线主要用于血管、神经的吻合、修补；可吸收缝线是用聚羟基乙酸包膜的缝线,用于肠道、子宫、腹膜等组织脏器的缝合,优点是损伤小、吸收快、表面光滑、组织反应小。

3. 医用肠线 用羊或牛肠黏膜下层组织制作,可吸收,一般用于子宫、膀胱等黏膜层。

4. 不锈钢丝 主要用于强拉力缝合,如修补肌腱、减张缝合等。

## (五)引流物品

1. 橡皮片 废橡胶手套剪制,用于浅层组织引流。

2. 橡皮胶管 乳胶管或塑胶管制成,按需要的长短剪切,用于引流、预防切口感染。

3. T形管 乳胶制成,用于胆总管引流,型号根据胆总管的直径大小决定。

4. 蕈形管 用于胆囊、胃、膀胱造瘘的引流。

5. 双套管 有两根粗细不同的塑料或硅胶管相套制成,开口多、引流效果好,主要用于深部或引流物较多的组织。

# 三、手术人员的准备

手术人员的无菌准备是避免患者伤口感染、确保手术成功的必要条件之一。凡进入手术室的人员均要更换专用衣、裤、鞋,戴口罩、帽子,进入无菌区、接触无菌物品或实施手术前必须进行外科洗手、穿无菌衣、戴无菌手套等无菌准备。

## (一)更衣

手术人员进入手术室要换穿手术室专用鞋和洗手衣,洗手上衣扎入裤中;戴上专用手术帽和口罩,要求遮盖住全部头发及口鼻,将自己的指甲剪平,并除去甲缘下积垢。如果患有急性呼吸道感染性疾病或手臂有化脓性感染人员不能参加手术(图3-9)。

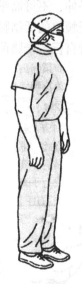

图3-9 手术人员更衣后情况

## (二)外科洗手

更衣结束后,参加手术人员由工作人员通道进入洗手室进行外科洗手。外科洗手包括清洁、刷洗、擦干和消毒4个步骤。

(1)清洁:按普通洗手方法将双手和手臂用肥皂和清水洗净。

(2)刷洗:取消毒毛刷及医用洗手液5～10mL,刷洗双手和手臂。范围从指尖至肘上10cm。顺序从指尖到手腕、从手腕到肘部、从肘部到肘上部依次刷洗,左、右手臂交替进行。刷洗时要注意甲缘、甲沟、指蹼等处的刷洗,刷手时稍用力,速度稍快。刷手毕,用流动水冲去泡沫,冲洗时,双手抬高,让水由手、臂至肘部方向流下,避免臂部的水流向手部,造成污染。刷洗一遍时间约为3分钟。

（3）擦干：每侧手臂用一无菌巾从指尖至上臂将水擦干，擦过肘部的毛巾不可再擦手部。擦拭时先擦双手，然后将毛巾折成三角形，搭在一侧手臂上，对侧手持住毛巾的两个角，由手向肘顺势移动，擦去水迹。同样方法擦干对侧。

（4）消毒：取消毒液5mL（感应式的取液机），搓揉双手至肘部以上6cm，待药液自行挥发至干燥止。此后双手不得下垂，不能接触未经消毒的物品。常用外科消毒刷手法见表3－1。

表3－1　手术室常用外科消毒刷手法

| 方法 | 步骤 | 主要成分 |
| --- | --- | --- |
| 0.5%碘尔康刷手法 | 洗手液或肥皂水刷手3分钟→灭菌毛巾擦干→0.5%碘尔康涂抹1遍待干 | 碘尔康是氯己定（洗必泰）和碘的整合物，杀菌迅速，常用于皮肤和黏膜的消毒，经黏膜吸收，直接作用于病原体，刺激性很小，且价格低廉 |
| 灭菌王刷手法 | 清洁双手及手臂→灭菌王刷手3分钟→灭菌王涂抹1遍 | 灭菌王化学名称为双氯苯双胍乙烷，是一种广谱、高效的消毒灭菌剂，具有消毒时间持久、去污力强等优点 |
| 0.5%聚维酮碘刷手法 | 洗手液或肥皂水刷手3分钟→灭菌毛巾擦干→0.5%聚维酮碘涂抹2遍（涂至肘上6cm） | 聚维酮碘是单质碘与聚乙烯吡咯酮的不定型结合物。聚维酮碘具有广谱杀菌作用，用于皮肤、手、黏膜的消毒 |

### （三）穿无菌手术衣

1. 对开式手术衣穿法　①手臂消毒待干，双手提起衣领，轻抖开，面向手术衣内面；②向上轻抛起手术衣，顺势向衣袖插入双手，双臂向前平伸，不可高举过肩；③巡回护士从后背提拉系上领口带；④穿衣者双手交叉，上身略向前倾，用手指夹住腰带递向后方，由巡回护士接住带尾并系好（接带时不可触碰穿衣者的手）；⑤穿好手术衣后，双手应保持在腰以上、肩以下、胸前无菌区处。

2. 全遮盖式手术衣穿法　①手臂消毒待干双手提起衣领，轻抖开，面向手术衣内面；②向上轻抛起手术衣，顺势向衣袖插入双手，双臂向前平伸，不可高举过肩；③巡回护士在穿衣者后背提拉系上领口带和腰间内片带；④戴好无菌手套；⑤解开腰前的活结腰带，由戴好无菌手套人员接带或巡回护士用无菌持物钳夹住腰带绕穿衣者1周后交穿衣者自行系于腰前（图3－10）。

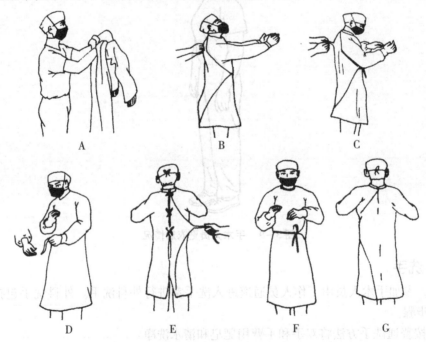

图3－10　全遮盖式手术衣穿法（A～G）

### （四）戴无菌手套法

1. 开放式　①用无菌滑石粉涂擦手背、手掌及指间，使之光滑（一次性无菌手套已涂有滑石粉，可省略此步骤）。②捏住手套口向外翻折部分（即手套的内面），取出手套，分清左、右侧。③左手捏住并显露手套口，将右手插入手套内，戴上手套，注意未戴手套的手不可触及手套的外面（无菌面）。用已戴上手套的手指插入左手套口翻折部的内面（即手套的外面），帮助左手插入手套并戴上。④分别将左、右手套的翻折部翻回，并盖住手术衣的袖口。翻盖时注意已戴手套的手只能接触手套的外面（无菌面）。⑤用无菌生理盐水冲净手套外面的滑石粉。

2. 闭合式　①双手伸入袖管后，不要伸出袖口，在袖筒内将无菌手套包装打开平放于无菌台上；②左手隔着衣袖将左手手套的大拇指与袖筒内的左手大拇指对正，右手隔着衣袖将手套边反翻向左手背，左手五指张开伸进手套。同法戴右手套（图3-11）。

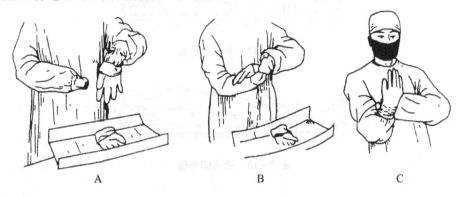

A　　　　　　　　　B　　　　　　　　　C

图3-11　闭合式戴无菌手套法（A～C）

### （五）脱手术衣及手套法

1. 脱手术衣　①他人帮助脱手术衣法：手术人员双手抱肘，由巡回护士将手术衣肩部向肘部翻转，再向手的方向拉扯脱下手术衣，手套的腕部亦随之翻转于手上。②自行脱手术衣法：左手抓住手术衣右肩并拉下，使衣袖翻向外，同法拉下手术衣左肩，脱下手术衣，使衣里外翻，保护手臂及洗手衣裤不被手术衣外面污染。

2. 脱手套　用脱手套的手抓取另一手的手套外面，翻转脱下；用已脱手套的拇指伸入另一手套的里面，翻转脱下。注意保护清洁的手不被手套外面污染。

### （六）连台更换手术衣和手套法

进行连台手术时，手术人员应洗净手套上的血迹，对开式手术衣由巡回护士松解背部系带，由肩部向手的方向翻脱；全遮盖式自己解开腰带，双手交叉放在自己肩上，向内翻转，由上向下脱掉手术衣。脱手套时注意沾染血渍的一面，手部皮肤不能接触。无论前一台手术是否污染，均应重新消毒手、臂。

## 四、手术患者的准备

患者进入手术室后，巡回护士、麻醉医生及患者（条件不允许者除外）一起核对患者的腕带、病历信息。核对内容包括姓名、性别、年龄、住院号、床号、诊断、手术名称、手术部位（查看身体标线）等，清点带入物品并记录。手术室护士需要关心、体贴患者，帮助其减轻恐惧心理。同时，应积极沟通，让患者能主动配合，保证手术的顺利进行。

### （一）手术体位的安置原则

手术体位安置需要遵循以下原则：体位固定要牢固、舒适；铺单要平整、干燥；不影响呼吸、循环功能；避免压迫神经、肌肉；充分显露术野，便于手术操作。

### （二）常用手术体位

1. 仰卧位　是最常见的外科手术体位，常用的有以下几种。

（1）水平仰卧位：适用于胸、腹、下肢手术。患者仰卧于手术床上，双上肢自然放在身体两侧，中单固定；双下肢伸直，腘窝处放软枕，约束带固定在膝关节处（注意松紧适宜）。肝、胆、脾、胰手术，除术侧垫一小软枕外，还要术区对准手术床的腰桥，有利于暴露术野（图3-12）。

（2）垂头仰卧位：适用于颈部手术。双肩下垫一软枕（平肩峰），抬高肩20°，使头后仰；颈下垫一圆枕，防止颈部悬空；头两侧放一小沙袋或头圈，固定头部；将手术床上部抬高10°~20°，余同水平仰卧位（图3-13）。

（3）上肢外展仰卧位：适用于上肢、乳房手术。患侧上肢外展放在托臂板上，外展不超过90°；患侧肩胛处放软枕；其余要求同水平仰卧位（图3-14）。

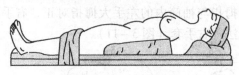

图3-12　水平仰卧位

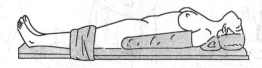

图3-13　垂头仰卧位

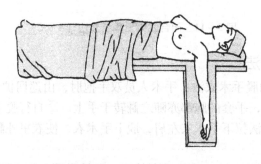

图3-14　上肢外展仰卧位

2.侧卧位

（1）一般侧卧位：适用于肺、食管、侧胸壁、肾、输尿管中上段手术。患者健侧卧90°；两上肢向前，放置在双层托臂板上；腋下垫10cm腋枕，防止损伤腋神经；头下垫25cm枕垫，防止三角肌受压；必要时加骨盆挡板；下侧下肢伸直、上侧下肢屈曲90°，两腿间垫软枕，保护骨凸处皮肤；约束带固定髋部。

（2）肾手术侧卧位：适用于肾、输尿管中上段手术，摆放方法叙述如下。①患者肾区对准腰桥；②将手术床头、尾同时摇低；③下侧下肢屈曲90°、上侧下肢伸直，使腰部舒展，暴露术野；④其余同一般侧卧位（图3-15）。

3.俯卧位　适用于颅后窝、脊柱、颈椎后入路、骶尾部、背部手术。头侧向一边，双肘稍屈曲置于头旁；胸部、耻骨下垫以软枕，使腹肌放松；足背下垫小枕；颈椎部手术时，头面部应置于头架上，口鼻部位于空隙处，稍低于手术床面；腰椎手术时，在患者胸腹部垫一弧形拱桥，足端摇低，使腰椎间隙拉开，便于暴露手术野（图3-16）。

4.膀胱截石位　适用于会阴部、尿道和肛门部手术。患者仰卧，臀部位于手术床尾部摇折处，必要时垫一小枕；两腿套上双层腿套，分别置于两侧搁脚架上；腘窝部垫以软枕，用固定带固定；两腿外展60°~90°（图3-17）。

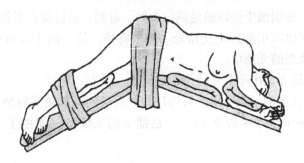

图 3 - 15　肾手术侧卧位

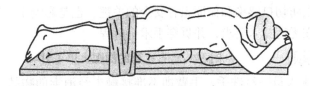

图 3 - 16　俯卧位

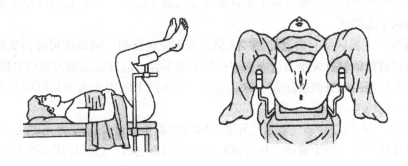

图 3 - 17　膀胱截石位

5. 坐位　适用于鼻腔、咽部手术。患者坐在手术椅上，调整好头架的位置，保持头部固定在头架中间，两手扶住手术椅的把手。

### （三）手术区皮肤消毒

摆好手术体位后，需对手术区域皮肤进行消毒，以杀灭手术切口及周围皮肤的病原微生物。消毒前先检查手术区皮肤的清洁程度、有无破损及感染。

1. 消毒剂　目前国内普遍使用聚维酮碘（0.2%安尔碘）作为皮肤消毒剂。聚维酮碘属于中效消毒剂，可直接用于皮肤、黏膜和切口消毒。

2. 消毒方法　用聚维酮碘涂擦患者手术区2遍即可。对婴幼儿皮肤消毒、面部皮肤、口鼻腔黏膜、会阴部手术消毒一般采用0.5%安尔碘。植皮时，供皮区用75%乙醇消毒3遍。

3. 消毒范围　包括手术切口周围15～20cm的区域，如有延长切口的可能，应扩大消毒范围。

4. 消毒原则　以手术切口为中心向四周涂擦；感染伤口或肛门会阴部皮肤消毒，应从外周向感染伤口或会阴肛门涂擦；已接触污染部位的药液纱球不能回擦。

### （四）手术区铺单

铺单原则叙述如下。

（1）顺序原则：由相对干净到较干净、先远后近的方法进行铺置。

（2）铺巾要求：无菌巾距切口2～3cm，悬垂床缘30cm以上，至少4层。以腹部手术为例。

1）铺无菌巾：无菌巾又称切口巾，即用4块切口巾遮盖切口周围。①巡回护士把无菌巾折边1/3，第1、2、3块的折边朝向第一助手，第4块巾的折边朝向器械护士自己，按顺序传递给第一助手；②第一助手接过折边的无菌巾，分别铺于切口的足侧、头侧、对侧，最后铺自身侧。每块巾的内侧缘距切口3cm 以内；③用布巾钳夹住切口巾的四个交角处。铺巾完毕，第一助手应再次消毒手臂并穿无菌手术衣，戴无菌手套后再铺其他层的无菌巾。

2）铺手术中单：将 2 块无菌中单分别铺于切口的上、下方。

3）铺手术洞单：将有孔洞的剖腹大单正对切口，短端铺向头部盖住麻醉架，长端铺向下肢盖住器械托盘，两侧和足端应下垂于手术床边下 30cm。已铺下的无菌单只能由手术区向外移动，不可向内移动。

# 五、手术室无菌操作技术

手术中的无菌操作是预防切口感染和保证患者安全的关键，也是影响手术成功的重要因素，所有参加手术的人员必须严格遵守无菌技术要求，并贯穿手术全过程。

## （一）手术室无菌原则

1. 树立无菌观念　手术人员一经洗手，手臂即不准接触未经消毒的物品。穿无菌手术衣及戴好无菌手套后，背部、腰部以下和肩部以上均应视为有菌区，不能用手触摸。手术人员的手臂和肘部应内收，靠近身体，既不可高举过肩，也不可下垂过腰或交叉放于腋下。手术床边缘以下的布单不可接触。无菌桌仅桌缘平面属于无菌区。

2. 保持物品无菌　无菌区所有物品都必须灭菌。若无菌包破损，潮湿或可疑污染时均应视为有菌。手术中，若手套破损或接触到有菌物品，应立即更换无菌手套，前臂或肘部污染应立即更换手术衣。无菌区布单若被水或血浸湿，应更换或加盖干的无菌单。巡回护士取用无菌物品时应用无菌持物钳夹取，并与无菌区域保持一定距离。

3. 保护皮肤切口　切开皮肤前，先用无菌聚乙烯薄膜覆盖，再经薄膜切开皮肤，以防止残存在皮肤毛囊中的细菌对开放的切口产生威胁。切开皮肤和皮下脂肪层后，边缘应用大纱布垫遮盖并固定，仅显露手术野。凡与皮肤接触的器械不应再用，延长切口或缝合皮肤前应再用 75% 乙醇消毒一次。手术中途因故障暂停时，用无菌巾覆盖。

4. 正确传递物品和调换位置　手术时，不可在手术人员背后或头顶方向传递器械及手术用品，应从器械升降台侧正面传递。手术人员应面向无菌区，并在规定范围内活动。同侧手术人员如需换位置，一人应先退后一步，转过身背对背地转至另一位置。

5. 污染手术处理　进行胃肠道、呼吸道和子宫颈等污染手术时，切开空腔脏器前，先用纱布垫保护周围组织，并随时吸出外流内容物。被污染的器械应放专用盘内，避免与其他器械接触，被污染的缝针及持针器应用等渗盐水刷洗。

6. 减少空气污染　手术进行时，应保证门窗关闭，尽量减少人员走动。手术过程中应保持安静，不要高声嬉笑，避免不必要的谈话。尽量避免咳嗽、打喷嚏，不得已时应将头转离无菌区。请他人擦汗时，头应转向一侧，口罩潮湿应更换。按手术种类和手术室面积确定参观人数，参观人员不可靠近手术人员或站得太高，也不可在室内频繁走动。

## （二）手术室护士分工与职责

手术是集体智慧和劳动的集中表现，各人员既要分工明确，还要相互协作才能保证手术安全顺利完成。每台手术的人员配备包括手术医生、麻醉医生、护士和其他工勤人员等。手术中护士一般分为器械护士和巡回护士。

1. 巡回护士　又称辅助护士。巡回护士是手术间内的负责护士，主要任务是在台下负责手术全过程中物品、器械、布类和敷料的准备与供给，完成输液、输血及手术台上特殊物品、药品的供给，与相关科室联系等。其工作内容包括以下几个方面。

（1）术前物品准备：检查手术间内各种药物、物品是否备齐，电源、吸引装置和供氧系统等固定设备是否安全有效，仪器工作是否正常，调节好适宜的室温及光线，创造最佳的手术环境及条件。

（2）接收核对患者：按手术通知单仔细核对床号、姓名、性别、年龄、住院号、手术名称、手术部位、术前用药、手术同意书；接收随患者带至手术室的病历、X线片和药品等；检查患者术前准备情况；核对患者血型、交叉配血试验结果，做好输血准备；给患者戴好帽子，为患者开通静脉并输液。

（3）安置手术体位：根据麻醉要求安置患者体位。麻醉后，在按照手术要求摆放体位，正确固定，确保患者舒适安全。

（4）协助手术准备：帮助手术人员穿手术衣，安排各类人员就位。暴露患者手术区、协助手术中消毒。调节照明光源、接好电刀、电凝及吸引器等。

（5）清点核对物品：于术前和术中关闭体腔前，与器械护士共同清点各种器械、敷料和缝针等的数目，以防遗留在患者体内。

（6）术中的配合：根据手术需要及时补充手术台上所需的物品。密切观察患者病情的变化，保证输血、输液通路通畅，保证患者术中安全，主动配合抢救工作。用过的各种药物安瓿、储血袋应保留在指定位置，待手术结束后按要求处理。认真填写护理记录单，严格执行术中用药制度，监督手术人员的无菌操作并及时纠正。

（7）术后整理：术毕协助手术医生包扎伤口和妥善固定各种引流管道，注意患者保暖。向护送人员清点患者携带的物品，护送患者回病房。整理手术间，补充手术间内的各种备用药品及物品，进行日常清扫和空气消毒等。巡回护士工作职责和流程见图3-18。

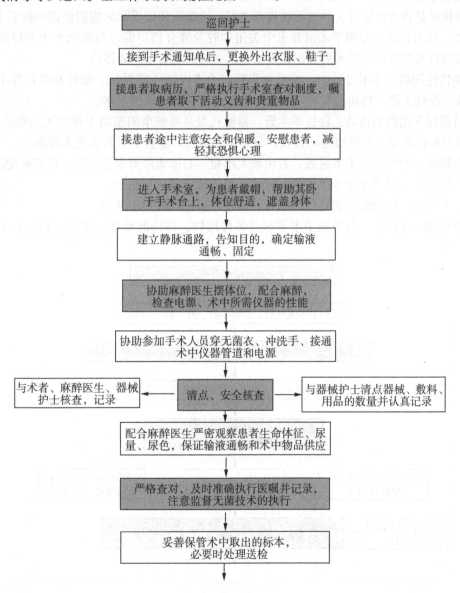

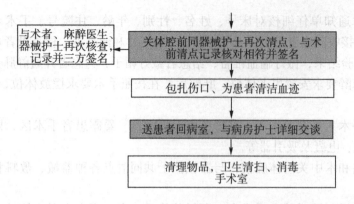

**图 3-18  巡回护士工作职责与流程**

2. 器械护士  又称洗手护士，主要职责是管理好器械台，负责手术全过程中所需器械、物品和敷料的供给，主动而默契地配合手术医师完成手术。其工作内容包括以下几个方面。

（1）术前访视：术前 1 天访视患者，了解病情和患者的需求，根据手术种类和范围准备手术器械和敷料。

（2）术前准备：术前 15～20 分钟铺好无菌器械台，刷手、穿无菌手术衣和戴无菌手套；检查各种器械和敷料等物品是否齐全完好，并将器械排列整齐；协助医师做手术区皮肤消毒和铺手术单。

（3）清点、核对物品：分别于术前和术中关闭体腔及缝合伤口前，与巡回护士共同准确清点各种器械、敷料和缝针等的数目，核实后登记，以防止这些物品遗留于患者体内。

（4）正确传递用物：手术过程中，按手术步骤向手术医师传递器械、敷料和缝针等手术用物，做到主动、迅速、准确无误。传递器械时一般应以柄部轻击术者伸出的手掌。

（5）保持器械和用物的清洁：保持手术野、器械托盘及器械桌的整洁干燥和无菌物品的无菌状态。器械用毕后及时取回擦净，做到快递、快收，分类排放整齐，监督手术人员的无菌操作。

（6）配合抢救：密切关注手术进展，若出现大出血、心搏骤停等紧急情况，应积极配合抢救。

（7）标本管理：保留手术中采集的各种标本，妥善放于器械台角上。

（8）包扎和整理：协助医师消毒处理和包扎切口，固定好各种引流物。

（9）整理用物：术后清洗与整理手术器械及各种用物，并协助整理手术间。器械护士工作职责与流程见图 3-19。

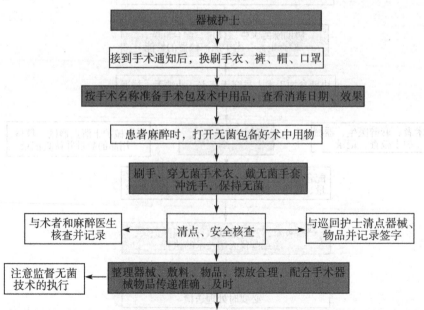

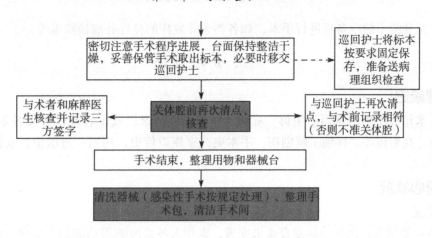

图 3-19　器械护士工作职责与流程

### （三）无菌桌的准备

无菌桌的结构要简单、坚固、轻便、可推动和易于清洁，桌面四周有围栏，栏高 4～5cm。无菌桌的准备由巡回护士和器械护士联合完成。

1. **准备方法**

（1）巡回护士：手术日晨准备清洁、干燥、平整、合适的器械桌，将手术包、敷料包放于桌上，用手打开包布外层（只能接触包布最外层），由里向外展开各角，手臂不可跨越无菌区。再用无菌持物钳打开内层包布，按照对侧、两侧、近侧顺序，注意无菌操作。整个无菌区建立的要求：厚度 4～6 层，四周台布垂于操作台至少 30cm（此环节也可以由器械护士在刷手前完成）。

（2）器械护士：穿好无菌衣和戴好无菌手套后，按器械使用的先后分类，顺序从左到右归类摆于器械桌上。切开类为手术刀、镊子；暴露类为各种血管钳、拉钩等；特殊器械类为专科手术使用的器械；缝合固定类为持针器、针、缝线等。

2. **注意事项**　铺好备用的无菌桌超过 4 小时不能再用；参加手术人员双手不得扶持无菌桌的边缘；桌缘平面以下不能长时间保持无菌状态，应视为有菌区；凡垂落桌缘平面以下物品，必须重新更换；如有水或血渗湿者，应及时加盖无菌巾以保持无菌效果；洗手护士应及时清理无菌桌上的器械及用物，以保持无菌桌清洁、整齐、有序，并及时供应手术人员所需的器械及物品。

（曲宝诺）

# 第二节　手术前患者的护理

## 一、概述

手术前期指从患者决定接受手术治疗到患者送至手术室为止。此段时期的工作称为术前护理。术前护理的重点是在全面评估的基础上，做好术前准备，纠正患者的生理和心理问题，提高对手术和麻醉的耐受能力，将手术风险降到最低。根据手术目的及时限不同将手术分为以下几类。

1. **按手术目的分类**　①诊断性手术：目的是明确诊断，如剖腹探查术、取活体组织检查术等；②根治性手术：目的是彻底治愈疾病，如痔切除术、多指（趾）切除术等；③姑息性手术：目的是减轻症状，提高生存质量，如直肠癌晚期，不切除肿瘤，单纯进行结肠造瘘术（人工肛门）以缓解患者梗阻、中毒症状，减轻痛苦，提高生存质量。

2. **按手术时限分类**　①急症手术：需在最短时间内进行必要的准备后迅速实施的手术，如外伤性肠破裂、脾破裂等；②限期手术：手术时间可以选择，但有一定时限，应在尽可能短的时间内做好术前准备，如各类恶性肿瘤的根治性手术，各类闭合性骨折的内固定术等；③择期手术：手术时间没有期限

· 59 ·

的限制，可在充分的术前准备后进行手术，如各类无并发症的良性肿瘤摘除术等。

# 二、护理评估

## （一）健康史

了解与手术相关疾病的诱因、主诉、症状、体征。询问家属或患者既往有无各系统的急、慢性疾病，如糖尿病、高血压等。详细了解创伤、手术史，家族遗传史，用药、过敏史，女性患者了解月经、婚育史。

## （二）身心状况

1. 生理状况

（1）年龄：婴幼儿各系统功能发育尚未完善，老年人各系统脏器功能趋于退化，他们对各种意外、损伤适应性和对手术的耐受力均较成年人差。因此对婴幼儿应重点评估其生命体征、体重和出入液量的变化；老年人应全面评估其身体各系统功能。

（2）营养状况：根据患者的身高、体重、肱三头肌皮肤褶皱度、臂肌围及食欲，精神状态、劳动能力和实验室检查结果（如血浆蛋白含量）等评判患者营养状况。

2. 重要脏器功能状况

（1）心血管系统：①脉搏、速率、节律和强度；②血压、脉压；③皮肤色泽、温度及有无水肿；④体表血管有无异常：如有无颈静脉怒张和四肢浅静脉曲张；⑤了解有无增加手术危险性的因素：如高血压、冠心病、心肌梗死、心力衰竭等。

（2）呼吸系统：①胸廓形态；②呼吸的频率、深度和形态；③呼吸运动是否对称；④有无呼吸困难、咳嗽、咳痰、胸痛、哮喘或发绀等；⑤有无上呼吸道感染。了解有无增加手术危险的因素，如肺炎、肺结核、支气管扩张、哮喘及慢性梗阻性肺疾病等。

（3）泌尿系统：①排尿情况：有无排尿困难、遗尿、尿频或尿失禁等；②尿液情况：尿液浊度、颜色、尿量及尿比重等，了解有无增加手术危险的因素，如肾功能不全、前列腺肥大或急性肾炎等。

（4）神经系统：①患者是否有头晕、头痛、眩晕、耳鸣、瞳孔大小不等或步态不稳；②了解有无增加手术危险的因素，如颅内压增高或意识障碍等。

（5）血液系统：患者是否经常有牙龈出血、皮下紫癜或外伤后出血不止等。了解有无增加手术危险的因素，如出血倾向的疾病等。

（6）其他：①肝脏疾病：如肝硬化、腹水等；②内分泌系统疾病：如甲状腺功能亢进、糖尿病或肾上腺皮质功能不全等；③水电解质紊乱等。

3. 辅助检查　了解实验室各项检查结果、影像学检查结果，以及心电图、内镜检查报告和其他特殊检查结果。

4. 手术耐受力　评估患者的手术耐受力。耐受良好：全身情况较好，无重要内脏器官功能损害，疾病对全身影响较小者；耐受不良：全身情况不良，重要内脏器官功能损害较重，疾病对全身影响较明显，手术损害大者。

5. 心理-社会状况　了解患者的心理问题及产生心理问题的原因；了解家庭成员、单位同事对患者的关心及支持程度；了解家庭的经济承受能力等。

# 三、护理诊断与合作性问题

1. 焦虑/恐惧　与罹患疾病、接受麻醉和手术、担心预后住院费用高、对住院环境陌生等有关。
2. 营养失调：低于机体需要量　与禁饮食导致进食不足、分解代谢增强、合成代谢降低有关。
3. 睡眠型态紊乱　与居住环境发生变化、担心手术和疾病预后有关。
4. 知识缺乏　缺乏手术、麻醉相关知识及术前准备知识。
5. 体液不足　与疾病所致体液丢失、液体摄入量不足等有关。

## 四、护理目标

患者情绪平稳，能配合各项检查；患者营养状态改善；患者安静入睡，休息充分；患者体液平衡得到恢复和维持；患者对疾病有充分认识，能说出治疗及护理的相关知识及配合要点；患者体液得以维持平衡。

## 五、护理措施

### （一）心理护理

1. 心理护理　患者入院时主动、热情迎接，建立良好护患关系；在做术前准备工作时，应耐心向患者或家属讲解手术的目的、意义、方法、预后、要求等，使患者对手术有全面的了解，取得患者和家属的配合；通过一些功能训练，缓解患者紧张情绪，使其正确认识并面对手术。

2. 社会支持　在不影响治疗和休息的前提下，安排家属、朋友、同事探望患者；允许的情况下同意家属陪伴；告知探视、陪伴人员使用正性语言鼓励、安慰患者，增强患者面对疾病的信心和勇气。

### （二）一般护理

1. 饮食和休息　根据病情进行饮食指导，鼓励患者摄入营养丰富、易消化的食物，必要时加强营养。指导患者活动与休息相结合，减少明显的体力消耗，保持病房安静，以保证患者的睡眠时间。

2. 呼吸道准备　吸烟者术前2周禁烟。有肺部感染者积极控制感染，指导患者进行深呼吸和有效排痰法训练，对有痰不能咳出者，教会患者由气管深部咳嗽和咳痰，并结合叩背排痰；痰多无力咳出者可遵医嘱给予雾化吸入或在无菌操作下吸痰；对没有禁饮食和心肺功能良好的患者应鼓励多饮水，2 000～3 000mL/日；根据病情选择合适的卧位，病情许可鼓励患者下床活动。

3. 消化道准备

（1）非胃肠道手术：成人择期手术，术前禁食8～12小时，禁饮4小时。以防麻醉或术中呕吐引起窒息或吸入性肺炎。

（2）胃肠道手术：术前3～4天少渣饮食，1～2天流质饮食，常规放置胃管；有幽门梗阻者术前3天晚，每晚睡前用生理盐水洗胃，以排出胃内潴留食物，减轻胃黏膜充血、水肿；结肠、直肠手术术前3天口服肠道不吸收的抗生素，术晨放置胃管，术前1日及手术当天清晨行清洁灌肠或结肠灌洗，以减少术后感染机会。急症手术和结、直肠癌患者不予灌肠。

4. 排便练习　由于排便习惯发生变化，多数人不习惯床上排便，易发生尿潴留和便秘。因此，术前必须进行排便练习。

5. 手术区皮肤准备　又称备皮，指对手术野的皮肤进行剃毛、清洗，以保证手术区域清洁，避免发生感染，利于切口愈合。术前1日，协助患者沐浴、剪指（趾）甲、更换清洁衣裤，注意防止着凉。手术区皮肤准备范围包括切口周围至少15cm的区域。

（1）常用手术部位皮肤准备范围：见表3-2。

表3-2　常用手术皮肤准备范围

| 手术部位 | 备皮范围 |
| --- | --- |
| 颅脑手术 | 剃去全部头发及颈部毛发，保留眉毛（图3-20） |
| 颈部手术 | 上至下唇，下至乳头，两侧至斜方肌前缘（图3-21） |
| 乳房手术 | 上起锁骨上部，下至脐水平，两侧至腋后线，包括同侧上臂1/3和腋窝部，剃去腋毛（图3-22） |
| 胸部手术 | 上至锁骨上及肩上，下至脐水平，包括患侧上臂和腋下，胸背均应超过中线5cm以上过中线（图3-23） |
| 腹部手术 | 上腹部手术：上至乳头连线，下至耻骨联合会阴，两侧至腋后线；下腹部手术：上自剑突，下至大腿上1/3前内侧，两侧至腋后线，包括会阴部，剃除阴毛（图3-24） |
| 肾手术 | 上至乳头连线，下至耻骨联合，前后均过正中线（图3-25） |

| 手术部位 | 备皮范围 |
|---|---|
| 腹股沟手术 | 上至脐平线，下至大腿上1/3内侧，两侧至腋后线，包括会阴区，并剃除阴毛（图3－26） |
| 会阴及肛周手术 | 上至髂前上棘，下至大腿上1/3，包括会阴及臀部，剃除阴毛（图3－27） |
| 四肢手术 | 以切口为中心，包括上、下、两侧20cm以上，一般超过远近端关节或为整个肢体（图3－28） |

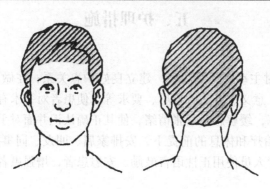

图3－20 颅脑手术备皮范围

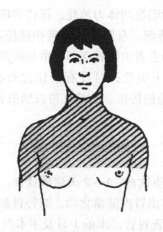

图3－21 颈部手术备皮范围

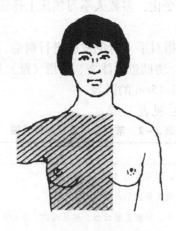

图3－22 乳房手术备皮范围

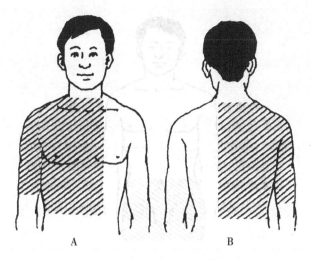

图 3 - 23　胸部手术备皮范围
A. 正面；B. 背面

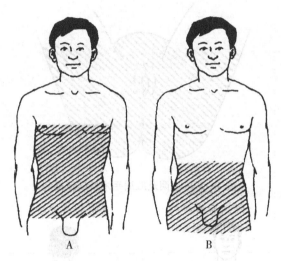

图 3 - 24　腹部手术备皮范围
A. 上腹部手术；B. 下腹部手术

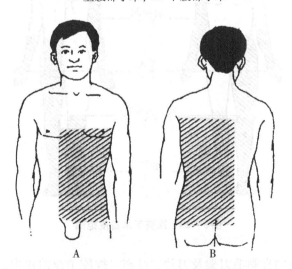

图 3 - 25　肾手术备皮范围
A. 正面；B. 背面

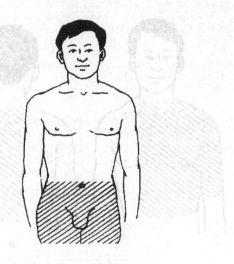

图 3 - 26　腹股沟手术备皮范围

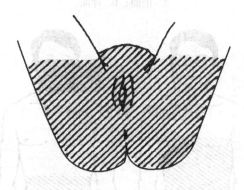

图 3 - 27　会阴及肛周手术备皮范围

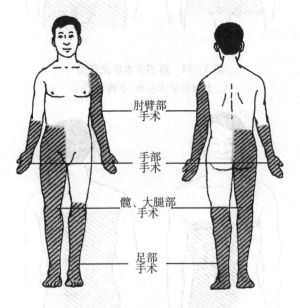

图 3 - 28　四肢手术备皮范围

（2）用物准备：治疗盘内有剃毛刀架及刀片、纱布、橡胶单及治疗巾、毛巾、乙醚、棉签、手电筒、弯盘，治疗碗内盛肥皂水及软毛刷，脸盆盛热水。骨科手术备皮另备 70% 乙醇溶液、无菌巾、绷带。

（3）操作步骤：①向患者做好解释工作，将其接至换药室（处置室），如在病房床前备皮需用屏风遮挡。②铺橡胶单及治疗巾以保护床单，暴露备皮部位。③软毛刷蘸肥皂水涂局部，一手用纱布绷紧皮肤；另一手持剃毛刀分区剃尽毛发。④剃毕用手电筒照射，仔细检查毛发是否剃净及有无刮破皮肤。⑤毛巾浸热水洗净局部皮肤及肥皂液。⑥腹部手术者需用棉签蘸取乙醚清除脐部污垢和油脂。⑦骨科无菌手术，手术前3天开始准备皮肤。即术前第3天当日用肥皂水洗净皮肤，70%乙醇溶液消毒，无菌巾包扎；术前第2天再做消毒与包扎；术前1天剃净毛发，继续清洗、消毒、包扎；手术日晨重新消毒包扎。⑧备皮完毕，整理用物，妥善安置患者。

（4）注意事项：①剃刀片应锐利。②剃毛前用温肥皂液棉球涂擦患者皮肤。③剃毛时应绷紧皮肤，不能逆行剃除毛发，以免损伤毛囊。④剃毛后需检查皮肤有无破损、发红等异常情况，一旦发现应详细记录并报告医生。⑤操作应动作轻柔、熟练，注意患者保暖。⑥皮肤准备时间越接近手术开始时间越好，一般择期或限期手术于手术前24小时内备皮。小儿皮肤准备一般不剃毛，只做清洁处理。

6. 完善术前检查　正确执行医嘱，完善各种检查，如交叉配血、过敏试验等。

7. 手术日晨准备

（1）测量生命体征，若发现患者有体温、血压升高或女患者月经来潮时，及时通知医生，必要时延迟手术。

（2）更换病员服，摘除佩戴的饰物和活动的义齿，戴一次性手术帽（包住全部头发）。

（3）胃肠道及上腹部手术者，术前置胃管；盆、腹腔等手术者，应留置导尿管，使膀胱处于空虚状态，以免术中误伤（不需要留置尿管者要排空二便）。

（4）遵医嘱正确使用术前用药。

（5）准备好手术需要的病历、X线片、CT片、MRI片、引流瓶、药品等，随患者带入手术室；与手术室接诊人员仔细核对患者、手术部位及名称等，做好交接。

### （三）急症手术患者的护理

患者按常规做皮肤准备、配血、做药物过敏试验及麻醉前准备。一般急症手术患者手术前要"四禁"，即禁止饮食、禁服泻药、禁忌灌肠、在没有明确诊断前禁服止痛剂。危重患者不宜做复杂的特殊检查。

### （四）配合治疗护理

1. 加强营养　营养不良的患者易出现失血性休克，创伤修复和切口愈合的能力均下降，易并发感染。因此，术前应尽可能予以纠正。血浆蛋白在30~35g/L的患者应补充富含蛋白质的饮食。根据病情及饮食习惯，与患者、家属共同制订富含蛋白、能量和维生素的饮食计划。若人血白蛋白低于30g/L，则需静脉输注血浆、人体白蛋白及营养支持，以改善患者的营养状况。

2. 水、电解质紊乱和酸碱平衡失调　脱水患者遵医嘱由静脉途径补充液体，记录24小时出入量，测体重，纠正低钾、低钙及酸中毒等。

3. 心血管疾病　应经内科控制原发病，加强对心脏功能的监护。①高血压者：血压在160/100mmHg以下时可不做特殊准备。血压过高者，给予适宜的降压药物，使血压稳定在一定的水平，但不要求降至正常后才手术。②对心律失常者：遵医嘱给予抗心律失常药，治疗期间观察药物的疗效和不良反应。③对贫血患者：因携氧能力差、影响心肌供氧，手术前应少量多次输血纠正。④对长期低盐饮食和服用利尿剂者：加强水、电解质监测，发现异常及时纠正。⑤急性心肌梗死者：发病后6个月内不宜进行择期手术，6个月以上且无心绞痛发作者，在严密监测下可施行手术。⑥心力衰竭者：最好在病情控制3~4周后再考虑手术。

4. 肝疾病　肝功能损害严重的患者常存在贫血、低蛋白血症和凝血功能障碍等，术前必须经严格准备，改善肝功能，提高手术耐受力。

5. 肾疾病　麻醉、手术创伤都会加重肾的负担，术前准备应最大限度地改善肾功能。如需要透析，应在计划24小时内进行。合理控制饮食中蛋白质和盐的摄入量，禁用肾毒性药物，注意维持水、电解质及酸碱平衡，定期监测肾功能。

6. 糖尿病　对糖尿病患者的择期手术，应控制空腹血糖于 5.6~11.2mmol/L，尿糖（+）~（++）。手术宜安排在当日晨尽早进行，以缩短手术前禁食时间，避免发生酮症酸中毒。糖尿病患者在手术中应根据血糖监测结果，静脉滴注胰岛素控制血糖。

7. 改善肺功能　对伴有肺功能障碍的患者术前应注意改善肺功能。有急性呼吸系统感染的患者，如为择期手术应推迟，待感染控制后再行手术；如属急症手术，则需应用抗菌药并避免吸入麻醉。对有肺病史或拟行肺叶切除术、食管或纵隔手术的患者，术前应做血气分析和肺功能检查，评估肺功能；对存在的问题可通过解痉、祛痰、控制感染及体位引流等措施改善呼吸功能。

## 六、护理评价

患者情绪是否平稳，能否配合各项检查；患者营养状态是否得以改善；患者能否安静入睡，休息是否充分；患者体液平衡是否得到恢复和维持；患者对疾病是否有充分认识，能否说出治疗和护理的相关知识及配合要点；患者体液是否得以维持平衡。

（李　萍）

# 第三节　手术后患者的护理

手术后护理是指患者从手术完毕回到病室至康复出院阶段的护理。手术创伤导致患者防御能力下降，术后禁食、切口疼痛和应激反应等加重了患者生理、心理负担，不仅影响伤口愈合和康复过程，而且可导致多种并发症的发生。手术后护理的重点是根据患者的手术情况和病情变化等，确定护理问题，采取切实有效的术后监护，预见性地实施护理措施，尽可能减轻患者的痛苦和不适，防治并发症，促进患者康复并给予适当的健康指导。

## 一、护理评估

### （一）手术情况

评估内容包括：患者的麻醉方式、手术名称；麻醉、手术是否顺利；术中失血、补液、引流、切口包扎及患者的情绪等情况。

### （二）身体状况

1. 意识状态　注意评估患者麻醉是否清醒，患者能否回答护士的问话，正确判断当前意识状态。

2. 生命体征　根据麻醉方式和手术时间重点观察患者体温、呼吸、脉搏、血压、心率等生命体征的变化。同时，评估患者皮肤、黏膜的温度、颜色，询问感觉和检查肢体的活动度。注意异常生命体征：如"喉鸣音"提示有喉头水肿；血压低，脉搏快、弱提示循环不足。术后体温超过 38℃，持续时间长考虑是否发生了感染。

3. 疼痛　评估疼痛的部位、程度、性质、持续时间及有无伴随症状。同时还需要评估疼痛对患者的休息、睡眠、进食的影响。

4. 切口和引流　评估患者切口有无出血、渗血、渗液及愈合情况。评估引流的量、颜色、性质及是否通畅；多管引流者需进行导管标示，以免护理时发生差错。

5. 术后并发症　评估患者有无术后出血、切口感染、切口裂开、深静脉血栓形成等并发症的发生及其相关因素。

6. 其他　注意评估皮肤的完整性，注意有无恶心、呕吐、尿潴留、便秘或便失禁等情况发生。

### （三）心理－社会状况

由于切除了某些组织器官如肢体、乳房，致使身体外观发生了改变，患者担心日后的生活、工作、社交会受到影响，或者因为术后的疼痛、疾病恢复缓慢或并发症加重了身体的不适，患者出现对手术是否成功、自己的生命是不是会受到威胁的猜疑心理，导致术后焦虑情绪反而加重。

## （四）辅助检查

手术后进行实验室检查（如血常规、尿常规、血生化等）和其他特殊检查（如B超、X线、造影等），目的是进一步了解患者的手术效果，也为预防和治疗并发症提供依据。

# 二、护理诊断与合作性问题

1. 疼痛　与手术创伤、各种留置导管及特殊体位有关。
2. 有体液不足的危险　与手术导致失血、失液、禁食禁饮、液体量补充不足有关。
3. 活动无耐力　与术后切口疼痛、疲乏、体质虚弱有关。
4. 营养失调：低于机体需要量　与术后禁食、创伤后机体代谢率增高有关。
5. 潜在并发症　术后出血、切口感染、切口裂开、肺部感染、泌尿系统感染、深静脉血栓形成等。

# 三、护理目标

患者疼痛减轻或消除；患者体液平衡得以维持，循环系统功能稳定；患者活动耐力增加，逐步增加活动量；患者术后营养状况得以维持或改善；患者术后并发症得以预防或被及时发现和处理。

# 四、护理措施

## （一）一般护理

1. 交接患者　与麻醉医生和手术室护士做好床边交接。搬运患者时动作轻稳，注意保护头部及各种引流管和输液管道。正确连接各引流装置，调节负压，检查静脉输液是否通畅，注意保暖，但避免贴身放置热水袋取暖，以免烫伤。遵医嘱给予吸氧。

2. 安置卧位　根据患者的手术部位、治疗要求、麻醉方式和苏醒情况安置体位。常见体位如下：①全麻未清醒患者，去枕平卧，头偏向一侧，至完全清醒后根据手术要求改换卧位。②蛛网膜下隙阻滞麻醉患者，去枕平卧6~8小时；硬脊膜外隙阻滞麻醉患者平卧位。③颅脑手术患者生命体征平稳后取15°~30°头高脚底卧位，有利于减轻脑水肿，降低颅内压。④颜面、颈、胸部手术取高半坐卧位，有利于改善呼吸、循环，减轻切口肿胀、疼痛和出血。⑤腹部手术取半卧位或低坡卧位，有利于减轻腹部切口张力、减轻疼痛、引流通畅、炎症局限及改善呼吸。⑥脊柱、臀部手术取俯卧位（脊柱前入路手术取仰卧位）。

3. 饮食与营养　术后患者的饮食由麻醉方式、手术方式、患者的胃肠道功能恢复情况决定。禁食期间应根据医嘱由静脉补充水、电解质和所需能量，并做好禁食期间的基础护理。

（1）腹部手术：一般术后第5~6天进半流质饮食，7~9天过渡到软食，如无胃肠道不适可以在第10~12天开始普食，期间禁食易产气食物，如牛奶、豆类制品、高淀粉类食物等。消化道手术术后一般禁食24~48小时，待肠蠕动恢复、肛门排气开始进少量流质饮食，然后逐步增至全量的流质饮食。

（2）非腹部手术：进食时间根据麻醉方式、手术类型及患者的全身反应决定。局麻小手术、全身反应小的患者不需要禁食；手术范围大、全身反应明显的患者，待症状全部消失后可以进食；椎管内麻醉，术后无恶心、呕吐，可在术后4~6小时饮水或进少量流质饮食，以后逐步过渡到软食、普食；全麻患者完全清醒，无恶心、呕吐可进流食，逐步过渡到普食。

4. 休息和活动　保持病室安静，减少不必要的干扰，保证患者有足够的休息和睡眠。待病情稳定后，鼓励患者尽早活动，早期活动有利于增加肺活量、减少肺部并发症、改善血液循环、促进切口愈合、预防深静脉血栓形成、促进肠蠕动恢复及减少尿潴留的发生。活动的方法有鼓励患者深呼吸、咳嗽、活动小关节，勤翻身等；除四肢血管手术外，按摩肢体有利于增加血液循环；手术无特殊要求或无严重并发症，患者可以在术后24~48小时下床活动，活动的量、范围、时间根据患者的耐受程度决定；如果患者有休克、心力衰竭、严重感染、出血、极度虚弱则需要延迟活动时间。

5. 切口护理　注意切口的渗出情况，保持敷料清洁干燥，如果敷料被体液浸湿1/2以上需要及时更换；预防切口感染、切口不愈合、切口裂开等并发症，更换敷料时，注意观察切口愈合情况，如果出现红、肿、热、痛、不愈合、有异味要及时通知医生处理。

6. 引流管护理　引流管的作用是引流渗血、渗液，预防感染、促进伤口愈合。引流管一般置于体腔（腹腔、胸腔）或空腔脏器内（胃、膀胱、胆道）。

（1）护理要点：①妥善固定，防脱落；②保持通畅和有效引流，做到"防扭曲、防压迫、防阻塞"；③引流袋（瓶）每天更换，更换时严格无菌操作、预防感染；④注意观察引流物的颜色、性质、量，并做好记录；⑤注意拔管的指征、时间和方法。

（2）拔管时间：根据引流的性质、引流量的多少和引流物的颜色变化决定。橡皮片引流 1~2 天；烟卷引流 4~7 天；腹腔引流管 7~10 天；T 形引流管 10~14 天；胃肠减压管 3~7 天待肛门排气后可以拔除。

### （二）病情观察

1. 生命体征　大手术、全麻、危重患者，遵医嘱 15~30 分钟监测一次体温、脉搏、呼吸、血压、意识、瞳孔，待病情稳定后改为 2~4 小时一次；一般手术每 4 小时观察一次并记录。

2. 并发症的观察　注意倾听患者主诉，及时发现呼吸、循环、泌尿、神经系统的异常变化；及时了解实验室和其他特殊检查的结果，做到全面掌握病情变化，有效预防和发现术后并发症的发生。

### （三）治疗护理

1. 术后不适的护理

（1）疼痛：手术是一种创伤，麻醉作用消失后，患者会出现疼痛，疼痛的高峰一般出现在术后 24~48 小时，随着伤口的愈合疼痛会逐渐减轻。剧烈的疼痛会严重影响休息、削弱机体抵抗力，护理时需要注意以下几点：①准确评估疼痛发生的规律和判断疼痛的程度；②疼痛轻、可以耐受者可以选用心理疏导法缓解，如听音乐、按摩、松弛术等；③疼痛剧烈者，遵医嘱使用镇静、止痛剂，如安定、吗啡、哌替啶等；④在术后 1~2 天的疼痛剧烈期内可安装镇痛泵，患者可以自己控制使用止痛剂完成镇痛；⑤教会患者在咳嗽、改变体位时双手保护切口，减小切口张力，减轻疼痛。

（2）发热：患者在术后可以出现体温略升高现象，一般不超过 38℃，术后 2~3 天恢复正常，称为外科热或吸收热。是术后患者最常见的症状，一般不需特殊处理。如果体温持续升高或正常后又升高，需要注意是否并发感染。高热患者可以采用冰袋冷敷、温水或乙醇擦浴等物理降温；物理降温无效遵医嘱正确使用降温药物，同时注意补充丢失的水、电解质，增加热量供给。

（3）恶心、呕吐：是麻醉后最常见的不良反应；或腹部手术刺激胃肠道，使得胃肠功能紊乱出现急性胃扩张或肠梗阻，从而引起恶心呕吐；也可以因为颅内高压引起呕吐。护理时需要注意以下几点。①使用解痉、止吐剂，或针灸缓解症状；②若经过上述处理症状没有缓解，需要查明原因，如颅内高压引起的，需要降低颅内压，肠梗阻引起的行持续胃肠减压，并查明梗阻的原因；③呕吐发生时注意防止呕吐物误吸引起窒息；并注意保护切口；④呕吐频繁的需要进行实验室检查，了解水、电解质紊乱等并发症的发生情况。

（4）腹胀：腹胀产生的原因主要是术后肠功能恢复差、低钾血症、术中吞入或加压给氧时过多的气体进入胃肠道引起。护理时需要注意以下几点：①根据腹胀的部位，选择胃肠减压或肛管排气；②鼓励患者勤翻身、下床活动，刺激肠蠕动，促进肠功能恢复；③腹部热敷、按摩、补钾等。

（5）尿潴留：多由腰麻阻滞了骶神经、手术切口疼痛不敢排尿或不适应排尿体位改变引起。护理时需要注意以下几点：①采用诱导排尿法，下腹部按摩或热敷；②采用针刺或电兴奋治疗，促进膀胱功能的恢复；③病情许可，给止痛剂或下床排尿；④以上措施失败，在无菌操作下实施导尿术。

2. 术后并发症的预防及护理

（1）术后出血：常发生于术后 1~2 天。主要原因有术中止血不完善，创面渗血处理不彻底，结扎线脱落、凝血障碍等。主要表现有打开敷料可见明显的新鲜渗血，若发现血液持续性涌出或在拆除部分缝线后看到出血点，可明确诊断；体腔内出血因位置比较隐蔽、不易及时发现而后果严重。当术后早期患者出现休克的各种表现如大量呕血、黑便或引流管中不断有大量血性液体流出，中心静脉压低于 $5cmH_2O$，尿量少于 $25mL/h$，尤其是在输给足够液体和血液后，休克征象或实验室指标未得到改善、甚至加重或曾一度好转后又恶化，都提示有术后出血。护理：术后加强观察，随时监测生命体征，一旦确诊为术后出血，及时通知医师，迅速建立静脉通道，完善术前准备，再次手术止血。预防：手术时务必严格止血，结扎规范牢靠，关腹前确认手术野无活动性出血点。

（2）切口感染：常发生于术后 3~4 天。切口有红、肿、热、痛或波动感等典型体征。护理：加强切口护理，密切监测患者体温；对切口已出现早期感染症状的，应采用勤换敷料、局部理疗、有效应用抗生素等措施；已形成脓肿者，及时切开引流，争取二期愈合，必要时可拆除部分缝线或放置引流管引流脓液，并观察引流液的性状和量。预防：严格完善术前检查和术前准备；术中注意无菌操作；术后注意切口护理，及时发现感染征兆。

（3）切口裂开：多见于腹部及肢体邻近关节处。主要原因有营养不良、切口缝合技术有缺陷及突然增加腹压（如起床、用力大小便、咳嗽、呕吐时）等。其分为完全性（切口全层裂开，可有肠管和网膜脱出）裂开和部分性（深层破裂而皮肤缝线完整）裂开两种。护理：对切口完全裂开者，加强安慰和心理护理，使其保持镇静；禁食、胃肠减压；立即用无菌生理盐水纱布覆盖切口，并用腹带包扎（只包扎不可挤压肠管）；通知医生入手术室重新缝合处理。预防：①手术前后加强营养支持；②手术时用减张缝线，术后延缓拆线时间；③应在良好麻醉、腹壁松弛条件下缝合切口，避免强行缝合造成腹膜等组织撕裂；④切口外适当用腹带或胸带包扎；⑤及时处理引起腹内压增加的因素如腹胀、排便困难。

（4）肺部感染：常发生在胸、腹部大手术后。多见于老年人、长期吸烟和患有急、慢性呼吸道感染者。临床表现为术后早期发热、呼吸和心率加快。患侧胸部叩诊呈浊音或实音。听诊有局限性湿啰音，呼吸音减弱、消失或为管样呼吸音，常位于后肺底部。胸部 X 线检查见典型肺不张征象。护理：协助患者翻身、拍背及体位排痰，以解除支气管阻塞，使不张的肺重新膨胀；鼓励患者自行咳嗽排痰；保证摄入足够的水分；全身或局部抗生素治疗。预防：①术前锻炼深呼吸，戒烟及治疗原有的支气管炎或慢性肺部感染；②全麻手术拔管前吸净支气管内分泌物；③术后取平卧位，头偏向一侧，防止呕吐物和口腔分泌物的误吸；④胸、腹带包扎松紧适宜，避免因固定或绑扎导致呼吸受限；⑤鼓励患者深呼吸咳嗽、体位排痰或给予药物化痰，促进支气管内分泌物排出。

（5）尿路感染：常继发于尿潴留。主要表现为尿频、尿急、尿痛、排尿困难，一般无全身症状。护理：术后观察膀胱充盈程度，发现有尿潴留征象及早实施诱导排尿，失败后无菌操作下行导尿术；鼓励患者多饮水、勤排尿以起到内冲洗的作用；遵医嘱应用有效抗生素。预防：指导患者尽量自主排尿，防止和及时处理尿潴留是预防尿路感染的主要措施。

（6）深静脉血栓形成：常发生于术后长期卧床、活动减少的老年人或肥胖者，以下肢深静脉血栓形成多见。患者多有小腿或腹股沟区疼痛和压痛，体检示患肢凹陷性水肿，腓肠肌挤压试验或足背屈曲试验阳性。护理：①抬高患肢、制动；②禁忌经患肢静脉输液；③严禁按摩患肢，以防血栓脱落；④溶栓治疗和抗凝治疗，同时加强出、凝血时间和凝血酶原时间的监测。预防：鼓励患者术后早期离床活动；高危患者，下肢用弹性绷带或穿弹性袜以促进血液回流；避免久坐；血液高凝状态者，可给予抗凝药物。

# 五、护理评价

患者疼痛是否得以减轻或消除；患者体液平衡是否得以维持，循环系统功能是否稳定；患者活动耐力是否增加，是否能逐步增加活动量；患者术后营养状况是否得以维持或改善；患者术后并发症是否得以预防或被及时发现和处理。

（李 萍）

# 第四章

# 妇科疾病护理

## 第一节 概　述

生殖系统炎症是女性常见病，可发生于生殖器官任何部位。主要包括下生殖道的外阴炎、阴道炎、宫颈炎和上生殖道的子宫内膜炎、输卵管炎、输卵管卵巢炎、盆腔腹膜炎及盆腔结缔组织炎。

女性生殖器外口直接与外界相通，并邻近尿道和肛门，病原体易于侵入。健康女性的生殖系统具备较完善的自然防御功能，当机体内外环境发生变化干扰了正常的防御功能时，就会发生炎症。护理人员应能帮助患者应用正确的治疗方法，在最短的时间内恢复健康，并指导患者积极预防，养成良好的卫生习惯避免复发，同时进行心理护理解除患者心理负担。

### 一、健康妇女生殖道的自然防御功能

（1）两侧大阴唇自然合拢，遮掩尿道口、阴道口，防止外界微生物污染。

（2）在盆底肌的作用下阴道口闭合，阴道前、后壁紧贴，可以防止外界的污染。经产妇阴道松弛，此种防御功能相对较差。

（3）阴道具有自净作用：阴道上皮在雌激素的作用下增生变厚，增加了对病原体的抵抗力；阴道上皮内含有丰富的糖原，在阴道杆菌的作用下糖原分解为乳酸，维持正常的阴道酸性环境使 pH≤4.5（pH 3.8～4.4），使适应弱碱环境中繁殖的病原体受到抑制。

（4）宫颈黏膜是柱状上皮细胞，黏膜层中的腺体分泌的碱性黏液形成黏液栓，将宫颈管与外界隔开。

（5）宫颈阴道表面覆以复层鳞状上皮，具有较强的抗感染能力。

（6）输卵管的蠕动以及输卵管黏膜上皮细胞的纤毛向子宫腔方向摆动，对阻止病原体的侵入有一定的作用。

（7）育龄期妇女子宫内膜周期性脱落，可及时消除子宫腔内的感染。此外，子宫内膜分泌液也含有乳铁蛋白、溶菌酶，可抑制细菌侵入子宫内膜。

### 二、生殖系统菌群

#### （一）阴道正常菌群

正常阴道内有多种病原体寄居形成阴道正常菌群，如乳酸杆菌、棒状杆菌、非溶血性链球菌、肠球菌及表面葡萄球菌、加德纳菌、大肠杆菌、摩根菌及消化球菌等。此外，还有支原体及假丝酵母菌。

#### （二）引起生殖系统炎症的病原体

虽然正常阴道内有多种细菌存在，但正常情况下，阴道与这些菌群之间形成生态平衡并不致病。但当某些因素一旦打破了此种平衡或外源性病原体侵入，即可导致炎症发生。引起外阴阴道炎症的病原体主要有以下几种。

1. 需氧菌　大肠杆菌、金黄色葡萄球菌、乙型溶血性链球菌、淋病奈瑟菌（简称淋菌）、阴道加德纳菌等。

2. 厌氧菌　脆弱类杆菌、消化链球菌、消化球菌、放线菌属等。

3. 原虫　主要是阴道毛滴虫最多见，其次为阿米巴原虫。

4. 真菌　主要是假丝酵母菌。

5. 病毒　以疱疹病毒、人乳头瘤病毒为多见。

6. 螺旋体　主要是苍白密螺旋体。

7. 衣原体　常见为沙眼衣原体，感染症状不明显，但常导致严重的输卵管黏膜结构及功能破坏，并可引起盆腔广泛粘连。

8. 支原体　为条件致病菌，是阴道正常菌群的一种。

## 三、传播途径

1. 上行蔓延　病原体侵入外阴阴道后，沿黏膜上行经宫颈、子宫内膜、输卵管至卵巢及腹腔。淋病奈瑟菌、沙眼衣原体及葡萄球菌沿此途径扩散。

2. 血液循环蔓延　病原体先侵入人体其他系统，再经血液循环感染生殖器。生殖器结核杆菌主要以此种方式感染。

3. 经淋巴系统蔓延　细菌经外阴阴道、宫颈及宫体创伤处的淋巴管进入盆腔结缔组织及内生殖器其他部位。常见的有产褥感染、人工流产术后感染、放置宫内节育器后感染。感染的细菌主要有链球菌、大肠杆菌及厌氧菌等。

4. 直接蔓延　腹腔其他脏器感染后，直接蔓延到内生殖器。如阑尾炎可引起右侧输卵管炎。

## 四、阴道分泌物检查

正常妇女的阴道分泌物为清亮、透明、无味，量适中，不引起外阴刺激症状。当阴道分泌物增多，呈脓性并有异味时，多可能出现外阴阴道炎症。此时应对阴道分泌物进行检查及全面的妇科检查。

外阴阴道炎症的共同特点是阴道分泌物增加及外阴瘙痒，但由于病因不同，引起感染的病原体不同，其分泌物的特点、性质及瘙痒程度也不尽相同。在进行妇科检查时，应认真观察阴道分泌物的颜色、气味，并进行分泌物 pH 测定及病原体检查。

## 五、炎症的发展与转归

1. 痊愈　绝大部分生殖系统炎症经治疗后均能痊愈。痊愈后组织结构、功能都可恢复正常。但如果坏死组织、炎性渗出物机化形成瘢痕或粘连，则组织结构和功能不能完全恢复，只能是炎症消失。

2. 转为慢性炎症　炎症治疗不及时、不彻底或病原体对抗生素不敏感，患者身体防御功能与病原体的破坏作用处于相持状态，使炎症长期存在。当机体抵抗力强时，炎症可以暂时被控制并逐渐好转，但当机体抵抗力下降时，慢性炎症可急性发作。

3. 扩散与蔓延　当病原体作用强大，而患者的抵抗力低下时，炎症可经血液、淋巴或直接蔓延到邻近器官。严重时可形成败血症，危及患者生命。由于医疗水平不断提高，此种情况在临床极为少见，只有当患者全身状况极差或伴有其他疾病（如肿瘤等）才可能出现。

（刘爱洁）

# 第二节　外阴炎

## 一、外阴炎

### （一）概述

外阴部皮肤或前庭部黏膜发炎，称为外阴炎。由于外阴部位暴露于外，又与尿道、肛门、阴道邻近，因此外阴较易发生炎症。外阴炎可发生于任何年龄的女性，多发生于大、小阴唇。外阴炎以非特异性外阴炎多见。

### （二）病因

（1）外阴与尿道、肛门临近，经常受到经血、阴道分泌物、尿液、粪便的刺激，若不注意皮肤清洁易引起外阴炎。

（2）糖尿病患者糖尿的刺激、粪瘘患者粪便的刺激以及尿瘘患者尿液的长期浸渍等。

（3）穿紧身化纤内裤，导致局部通透性差，局部潮湿以及经期使用卫生巾的刺激，均可引起非特异性外阴炎。

（4）营养不良可使皮肤抵抗力低下，易受细菌的侵袭，也可发生本病。

### （三）护理评估

1. 健康史　重点评估患者年龄；平时卫生习惯；内裤材质及松紧度；是否应用抗生素及雌激素治疗；是否患有糖尿病、老年性疾病或慢性病等；育龄妇女应了解其采用的避孕措施及此次疾病症状等。

2. 临床表现　外阴皮肤瘙痒、疼痛、烧灼感，于活动、性交、排尿、排便时加重。检查见局部充血、肿胀、糜烂，常有抓痕，严重者形成溃疡或湿疹。慢性炎症可使皮肤增厚、粗糙、皲裂，甚至苔藓样变。严重时腹股沟淋巴结肿大且有压痛，体温升高，白细胞数量增多。糖尿病性外阴炎常表现为皮肤变厚，色红或呈棕色，有抓痕，因为尿糖是良好的培养基而常并发假丝酵母菌感染。幼儿性外阴炎还可发生两侧小阴唇粘连，覆盖阴道口甚至尿道口。

3. 辅助检查　取外阴处分泌物做细菌培养，寻找致病菌。

4. 心理-社会评估　评估出现外阴瘙痒症状后对患者生活有无影响，以及影响程度；患者就医的情况及是否为此产生心理负担。

5. 治疗原则　如下所述。

（1）病因治疗：积极寻找病因，若发现糖尿病应积极治疗糖尿病，若有尿瘘、粪瘘，应及时行修补术。

（2）局部治疗：可用1∶5 000高锰酸钾液坐浴，每日2次，每次15~20分钟。若有破溃涂抗生素软膏或局部涂擦40%紫草油。此外，可选用中药苦参、蛇床子、白癣皮、土茯苓、黄柏各15g，川椒6g，水煎熏洗外阴部，每日1~2次。急性期可选用微波或红外线局部物理治疗。

### （四）护理诊断和医护合作性问题

1. 皮肤黏膜完整性受损　与炎症引起的外阴皮肤黏膜充血，破损有关。
2. 舒适的改变　与皮肤瘙痒、烧灼感有关。
3. 知识缺乏　缺乏疾病及其防护知识。

### （五）计划与实施

1. 预期目标　①患者能正确使用药物，避免皮肤抓伤，皮损范围不增大。②患者症状在最短时间内解除或减轻，舒适感增强。③患者了解疾病有关的知识及防护措施。

2. 护理措施　①告知患者坐浴的方法：取高锰酸钾放入清洁容器内加温开水配成1∶5 000的溶液，配制好的溶液呈淡玫瑰红色。每次坐浴20分钟，每日2次。坐浴时，整个会阴部应全部浸入溶液中，月经期间停止坐浴。②应积极协助医生寻找病因，进行外阴处分泌物检查，必要时进行血糖或尿糖检查。③指导患者遵医嘱正确使用药物，将剂量、使用方法向患者解释清楚。④告知患者按医生要求进行复诊，治疗期间如出现新的症状或症状加重应及时就诊。

3. 健康指导　①保持外阴部清洁干燥，严禁穿化纤及过紧内裤，穿纯棉内裤并每日更换。②做好经期、孕期、分娩期及产褥期卫生护理。发现过敏性用物后立即停止使用。③饮食注意勿饮酒或辛辣食物，增加新鲜蔬菜和水果的摄入。④严禁搔抓局部，勿热水烫洗和用刺激性药物或肥皂擦洗外阴。⑤配制高锰酸钾溶液时，浓度不可过高，防止灼伤局部皮肤。

### （六）护理评价

患者在治疗期间能够按医嘱使用药物，症状减轻。患者了解与外阴炎相关知识及防护措施。

# 二、前庭大腺炎

## （一）概述

前庭大腺炎是病原体侵入前庭大腺引起的炎症。包括前庭大腺脓肿和前庭大腺囊肿。前庭大腺位于两侧大阴唇后1/3深部，腺管开口于处女膜与小阴唇之间。因解剖部位的特点，在性交、分娩等其他情况污染外阴部时，病原体容易侵入而引起前庭大腺炎。此病多见于育龄妇女，幼女及绝经后妇女较少见。

## （二）病因

主要病原体为内源性及性传播疾病的病原体。内源性病原体有葡萄球菌、大肠杆菌、链球菌、肠球菌等。性传播疾病的病原体常见的是淋病奈瑟菌及沙眼衣原体。

急性炎症发作时，病原体首先侵犯腺管，腺管呈急性化脓性炎症，腺管开口往往因肿胀或渗出物凝聚而阻塞，脓液不能外流、积存而形成脓肿，称前庭大腺脓肿。在急性炎症消退后腺管堵塞，分泌物不能排出，脓液逐渐转为清液而形成囊肿，或由于慢性炎症使腺管堵塞或狭窄，分泌物不能排出或排出不畅，也可形成囊肿。

## （三）护理评估

1. 健康史　重点评估患者年龄，平时卫生习惯，近期是否有流产、分娩等特殊情况，育龄妇女应了解其性生活情况，有无不洁性生活史。

2. 临床表现　炎症多发生于一侧，初起时局部肿胀、疼痛、灼热感，行走不便，有时会致大小便困难。检查见局部皮肤红肿、发热、压痛明显。若为淋病奈瑟菌感染，挤压局部可流出稀薄、淡黄色脓汁。当脓肿形成时，可触及波动感，脓肿直径可达5～6cm，患者出现发热等全身症状。当脓肿内压力增大时，表面皮肤变薄，脓肿自行破溃，若破孔大，可自行引流，炎症较快消退而痊愈，若破孔小，引流不畅，则炎症持续不消退，并可反复急性发作。慢性期囊肿形成时，患者有外阴部坠胀感，偶有性交不适，检查时局部可触及囊性肿物，常为单侧，大小不等，无压痛。囊肿可存在数年而无症状，有时可反复急性发作。

3. 辅助检查　可取前庭大腺开口处分泌物作细菌培养，确定病原体。

4. 心理-社会评估　评估症状出现后对患者生活影响的程度；评估患者就医的情况及有无因害怕疼痛和害羞的心理而使自己的疾病未能得到及时治疗及对疾病的治愈是否有信心等。对性传播疾病的病原体感染的患者，应通过与其交谈、接触了解其心理状态，帮助患者积极就医并采取正确的治疗措施。

5. 治疗原则　根据病原体选用口服或肌内注射抗生素。在获得培养结果前应使用广谱抗生素治疗。此外，可选用清热、解毒的中药，如蒲公英、紫花地丁、金银花、连翘等，局部热敷或坐浴。脓肿形成后可切开引流并作造口术。单纯切开引流只能暂时缓解症状，切口闭合后，仍可形成囊肿或反复感染，故应行造口术。

## （四）护理诊断和医护合作性问题

1. 舒适的改变　与局部皮肤肿胀、疼痛有关。
2. 焦虑　与疾病反复发作有关。
3. 体温升高　与脓肿形成有关。
4. 知识缺乏　缺乏前庭大腺炎的相关知识及预防措施。

## （五）计划与实施

1. 预期目标　①患者在最短时间内解除或减轻症状，舒适感增强。②患者紧张焦虑的心情恢复平静。③患者及时接受治疗，体温恢复正常。④患者了解前庭大腺炎的相关知识并掌握预防措施。

2. 护理措施　①急性炎症发作时，患者需卧床休息，保持外阴部清洁。②局部热敷或用1：5 000高锰酸钾溶液坐浴，每日2次。③遵医嘱正确使用抗生素。④引流造口的护理：术前护理人员应备好引流条。术后应局部保持清洁，患者最好取半卧位，以利于引流。每日用1：40络合碘棉球擦洗外阴2次，并更换引流条，直至伤口愈合。以后继续用1：5 000高锰酸钾溶液坐浴，每日2次。

3. 健康指导　注意个人卫生，尤其是经期卫生；勤洗澡勤换内裤，外阴处出现局部红、肿、热、痛时及时就诊，以免延误病情。

### （六）护理评价

患者接受治疗后，舒适感增加，症状减轻。患者能够了解前庭大腺炎的相关知识并掌握了预防措施，焦虑感减轻，并能保持良好的卫生习惯，主动实施促进健康的行为。

（刘爱洁）

# 第三节　阴道炎

## 一、滴虫阴道炎

### （一）概述

滴虫阴道炎是由阴道毛滴虫感染而引起的阴道炎症，是临床上常见的阴道炎。

### （二）病因

阴道毛滴虫适宜在温度为25～40℃、pH为5.2～6.6的潮湿环境中生长，在pH 5以下或7.5以上的环境中不能生长。滴虫的生活史简单，只有滋养体而无包囊期，滋养体活力较强，能在3～5℃的环境中生存21日；在46℃时生存20～60分钟；在半干燥环境中约生存10小时；在普通肥皂水中也能生存45～120分钟。阴道毛滴虫呈梨形，后端尖，大小为多核白细胞的2～3倍。虫体顶端有4根鞭毛，体部有波动膜，后端有轴柱凸出。活的滴虫透明无色，呈水滴状，诸鞭毛随波动膜的波动而摆动。

滴虫有嗜血及耐碱的特性。隐藏在腺体及阴道皱襞中的滴虫，在月经前、后，阴道pH发生变化时得以繁殖，引起炎症的发作。阴道毛滴虫能消耗或吞噬阴道上皮细胞内的糖原，阻碍乳酸生成，使阴道内pH值升高。滴虫不仅寄生于阴道，还常侵入尿道或尿道旁腺，甚至膀胱、肾盂以及男性的包皮皱襞、尿道或前列腺中。

临床上，滴虫阴道炎往往与其他阴道炎并存，多合并细菌性阴道病。

### （三）发病机制与传染方式

1. 发病机制　滴虫主要是通过其表面的凝集素及半胱氨酸蛋白酶黏附于阴道上皮细胞，进而经阿米巴样运动的机械损伤以及分泌物的蛋白水解酶、蛋白溶解酶的细胞毒作用，共同损伤上皮细胞，并诱导炎症介质的产生，最后导致上皮细胞溶解、脱落，局部炎症发生。

2. 传染方式　①经性交直接传播：与女性患者有一次非保护性交后，约70%男性发生感染，通过性交男性传给女性的概率更高。由于男性感染后常无症状，因此易成为感染源。②经公共浴池、浴盆、浴巾、游泳池、坐式便器、衣物等间接传播。③医源性传播：通过污染的器械及敷料传播。

### （四）护理评估

1. 健康史　询问患者的年龄，可能的发病原因。了解患者个人卫生及月经期卫生保健情况，以及症状与月经的关系。了解其性伙伴有无滴虫感染，发病前是否到公共浴池或游泳池等。

2. 临床表现　如下所述。

（1）潜伏期：4～28日。

（2）症状：有25%～50%患者在感染初期无症状，其中1/3在感染6个月内出现症状，症状的轻重取决于局部免疫因素、滴虫数量多少及毒力强弱。滴虫阴道炎的主要症状是阴道分泌物增加及外阴瘙痒，分泌物为稀薄的泡沫状，黄绿色有臭味。瘙痒部位主要为阴道口及外阴，间或有灼热、疼痛、性交痛等。若尿道口有感染，可有尿频、尿痛，有时可见血尿。阴道毛滴虫能吞噬精子，并能阻碍乳酸生成，影响精子在阴道内存活，可致不孕。

（3）体征：检查时见阴道黏膜充血，严重者有散在出血斑点，甚至宫颈有出血点，形成"草莓样"宫颈。后穹隆有大量白带，呈灰黄色、黄白色稀薄液体或黄绿色脓性分泌物，常呈泡沫状。带虫者阴道黏膜常无异常改变。

3. 辅助检查　在阴道分泌物中找到滴虫即可确诊。生理盐水悬滴法是进行阴道毛滴虫检查最简便的方法。具体方法是：在载玻片上加温生理盐水 1 小滴，于阴道后穹隆处取少许分泌物混于生理盐水中，立即在低倍光镜下寻找滴虫。显微镜下可见到波状运动的滴虫及增多的白细胞被推移。此方法敏感性为 60% ~70%。对可疑但多次未能发现滴虫的患者，可取阴道分泌物进行培养，其准确率可达 98%。取阴道分泌物送检时应注意及时和保暖，并且在取分泌物前 24 ~48 小时避免性交、阴道灌洗及局部用药，取分泌物时应注意不要使用润滑剂等。

目前，检查阴道毛滴虫还可用聚合酶链反应，其敏感性为 90%，特异性为 99.8%。

4. 社会 - 心理评估　评估患者的心理状况，了解患者是否会因害羞不愿到医院就诊。同时评估影响治疗效果的心理压力和反复发作造成的苦恼，以及家属对患者的理解和配合。

5. 治疗原则　由于阴道毛滴虫可同时感染尿道、尿道旁腺、前庭大腺，因此，滴虫阴道炎患者需要全身用药，主要治疗的药物为甲硝唑和替硝唑。

（1）全身用药方法：初次治疗可单次口服甲硝唑 2g 或替硝唑 2g。也可选用甲硝唑 400mg，每日 2 次，7 日为一个疗程；或用替硝唑 500mg，每日 2 次，7 日为一个疗程。女性患者口服药物治疗治愈率为 82% ~89%，若性伴侣同时治疗，治愈率可达 95%。患者服药后偶见胃肠道反应，如食欲减退、恶心、呕吐。此外，偶见头痛、皮疹、白细胞数量减少等，一旦发现应停药。

（2）局部用药：不能耐受口服药物治疗的患者可以选用阴道局部用药。但单独阴道用药的效果不如全身用药好。局部可选用甲硝唑阴道泡腾片 200mg，每晚 1 次，连用 7 日。局部用药的有效率低于 50%。局部用药前，可先用 1% 乳酸液或 0.1% ~0.5% 醋酸液冲洗阴道，改善阴道内环境，以提高疗效。

## （五）护理诊断和医护合作性问题

1. 舒适的改变　与阴部瘙痒及白带增多有关。
2. 自我形象紊乱　与阴道分泌物异味有关。
3. 排尿异常　与尿道口感染有关。
4. 性生活形态改变　与炎症引起性交痛，治疗期间禁性生活有关。

## （六）计划与实施

1. 预期目标　如下所述。

（1）患者在最短时间内解除或减轻症状，舒适感增强。

（2）经过积极治疗和护理，患者阴道分泌物增多及有异味的症状减轻。

（3）患者能积极配合治疗，相应症状得到缓解。

（4）患者了解治疗期间禁性生活的重要性。

2. 护理措施　如下所述。

（1）指导患者注意个人卫生，保持外阴部清洁、干燥，尽量避免搔抓外阴部，以免局部皮肤损伤加重症状。

（2）向患者讲解易感因素和传播途径，特别是要到正规的浴池和游泳池等场所活动。

（3）治疗期间禁止性生活：服用甲硝唑或替硝唑期间及停药 24 小时内要禁酒，因药物与乙醇结合可出现皮肤潮红、呕吐、腹痛、腹泻等反应。甲硝唑能通过乳汁排泄，因此，哺乳期妇女用药期间及用药后 24 小时内不能哺乳。

（4）性伴侣治疗：滴虫阴道炎主要是由性交传播，性伴侣应同时治疗，治疗期间禁止性生活。

（5）观察用药反应：患者口服甲硝唑后如出现食欲减退、恶心、呕吐，以及头痛、皮疹、白细胞数量减少等，应及时告知医生并停药。

（6）留取阴道分泌物送检时，应注意及时和保暖。告知患者在取分泌物前24～48小时避免性交、阴道灌洗及局部用药，取分泌物时应注意不要使用润滑剂等。

3. 健康指导　如下所述。

（1）预防措施：作好卫生宣传，积极开展普查普治工作，消灭传染源。严格管理制度，应禁止滴虫患者或带虫者进入游泳池。浴盆、浴巾等用具应消毒。医疗单位必须作好消毒隔离，防止交叉感染。

（2）治疗中注意事项：患病期间应每日更换内裤，内裤及洗涤用毛巾应用开水煮沸消毒5～10分钟，以消灭病原体。洗浴用具应注意专人使用，以免交叉感染。

（3）随访：部分滴虫阴道炎治疗后可发生再次感染或与月经后复发，治疗后应随访到症状消失。告知患者如治疗7日后症状仍持续存在应及时复诊。

（4）治愈标准：滴虫阴道炎常于月经后复发，应向患者解释检查治疗的重要性，防止复发。复查阴道分泌物时，应选择在月经干净后来院复诊。若经3次检查阴道分泌物为阴性时，为治愈。

## （七）护理评价

患者了解滴虫阴道炎的相关知识及预防措施。治疗期间能够按医生的方案坚持用药，并按时复诊，使疾病得到彻底治愈。

# 二、外阴阴道假丝酵母菌病

## （一）概述

外阴阴道假丝酵母菌病（VVC）由假丝酵母菌引起的一种常见的外阴阴道炎，曾被称为外阴阴道念珠菌病。外阴阴道假丝酵母菌病发病率较高，据资料显示，约75%的妇女一生中至少患过一次VVC，其中40%～50%的妇女经历过一次复发。

## （二）病因

引起外阴阴道假丝酵母菌病的病原体80%～90%为白假丝酵母菌，10%～20%为光滑假丝酵母菌、近平滑假丝酵母菌及热带假丝酵母菌等。该菌对热的抵抗力不强，加热至60℃1小时即可死亡，但对干燥、日光、紫外线及化学制剂有较强的抵抗力。酸性环境适宜假丝酵母菌的生长，有假丝酵母菌感染的阴道pH多在4.0～4.7，通常<4.5。

白假丝酵母菌为条件致病菌，10%～20%的非孕妇女及30%孕妇阴道中有此菌寄生，但菌量很少，并不引起症状。但当全身及阴道局部免疫力下降，尤其是局部免疫力下降时，病原体大量繁殖而引发阴道炎。常见的诱发因素有妊娠、糖尿病、大量应用免疫抑制剂及广谱抗生素。妊娠时机体免疫力下降，雌激素水平高，阴道组织内糖原增加，酸度增高，有利于假丝酵母菌生长。此外，雌激素可与假丝酵母菌表面的激素受体结合，促进阴道黏附及假菌丝形成。糖尿病患者机体免疫力下降，阴道内糖原增加，适合假丝酵母菌繁殖。大量应用免疫抑制剂使机体抵抗力降低。长期应用广谱抗生素，改变了阴道内病原体的平衡，尤其是抑制了乳杆菌的生长。其他诱因有胃肠道假丝酵母菌、含高剂量雌激素的避孕药，另外，穿紧身化纤内裤及肥胖会使会阴局部温度及湿度增加，假丝酵母菌易于繁殖而引起感染发生。

## （三）发病机制与传染方式

1. 发病机制　假丝酵母菌在阴道内寄居以致形成炎症，要经过黏附、形成菌丝、释放侵袭性酶类等过程。假丝酵母菌通过菌体表面的糖蛋白与阴道宿主细胞的糖蛋白受体结合，黏附宿主细胞，然后菌体出芽形成芽管和假菌丝，菌丝可穿透阴道鳞状上皮吸收营养，假丝酵母菌进而大量繁殖。假丝酵母菌生长过程中，分泌多种蛋白水解酶并可激活补体旁路途径，产生补体趋化因子和过敏毒素，导致局部血管扩张、通透性增强和炎性反应。

2. 传染方式　①内源性传染：假丝酵母菌除寄生阴道外，还可寄生于人的口腔、肠道，这三个部位的念珠菌可互相传染，当局部环境条件适合时易发病。②性交传染：少部分患者可通过性交直接传染。③间接传染：极少数患者是接触感染的衣物间接传染。

## （四）护理评估

1. 健康史　评估患者有无诱发因素存在，如妊娠、糖尿病、长期应用激素或抗生素或免疫抑制剂等情况，以及发病后的治疗情况，是否为初次发病。

2. 临床表现　主要表现为外阴瘙痒、灼痛，严重时坐卧不宁，异常痛苦，还可伴有尿频、尿痛及性交痛。急性期白带增多，白带特征是白色稠厚呈凝乳或豆渣样。检查见外阴抓痕，小阴唇内侧及阴道黏膜附有白色膜状物，擦除后露出红肿黏膜面，急性期还可能见到糜烂及浅表溃疡。

由于患者的流行情况、临床表现轻重不一，感染的假丝酵母菌菌株、宿主情况不同，对治疗的反应有差别。为利于治疗及比较治疗效果，目前将外阴阴道假丝酵母菌病根据宿主情况、发生频率、临床表现及真菌种类不同分为单纯性外阴阴道假丝酵母菌病和复杂性外阴阴道假丝酵母菌病。具体分类方法如表 4 - 1。

表 4 - 1　外阴阴道假丝酵母菌病的临床分类

|  | 单纯性 VVC | 复杂性 VVC |
|---|---|---|
| 发生频率 | 散发或非经常发生 | 复发性 |
| 临床表现 | 轻到中度 | 重度 |
| 真菌种类 | 白假丝酵母菌 | 非白假丝酵母菌 |
| 宿主情况 | 免疫功能正常 | 免疫力低下或应用免疫抑制剂或糖尿病、妊娠 |

3. 辅助检查　包括以下几种。

（1）悬滴法检查：将 10% 氢氧化钾或生理盐水 1 滴滴于玻片上，取少许阴道分泌物混于其中，混匀后在显微镜下寻找孢子和假菌丝。由于 10% 氢氧化钾可溶解其他细胞成分，假丝酵母菌检出率高于生理盐水，阳性率为 70% ~ 80%。

（2）培养法检查：若有症状而多次悬滴法检查均为阴性，可用培养法。将阴道分泌物少许放入培养管内培养，结果（＋）确诊。

（3）pH 值测定：若 pH < 4.5，可能为单纯性假丝酵母菌感染，若 pH > 4.5，并且涂片中有大量白细胞，可能存在混合感染。

4. 心理 - 社会评估　外阴阴道假丝酵母菌病患者由于自觉症状较重，严重影响其日常生活和学习，特别是影响患者入睡，多会出现焦虑和烦躁情绪，因此，护理人员应着重评估患者的心理反应，了解其对于疾病和治疗有无顾虑，特别是需停用激素和抗生素的患者要做好解释工作，以便积极配合治疗。

5. 治疗原则　包括以下几点。

（1）消除诱因：若有糖尿病应积极治疗；及时停用广谱抗生素、雌激素、类固醇激素。

（2）局部用药：单纯性 VVC 可选用以下药物进行局部治疗：①咪康唑栓剂，每晚 1 粒（200mg），连用 7 日，或每晚 1 粒（400mg），连用 3 日。②克霉唑栓剂或片剂，每晚 1 粒（150mg）或 1 片（250mg），连用 7 日或每日早晚各 1 粒（150mg），连用 3 日，或 1 粒（500mg），单次用药。③制霉菌素栓剂，每晚 1 粒（10 万 U），连用 10 ~ 14 日。复杂性 VVC 局部用药选择与单纯性 VVC 基本相同，均可适当延长治疗时间。

（3）全身用药：单纯性 VVC 也可选用口服药物：①伊曲康唑每次 200mg，每日 1 次口服，连用 3 ~ 5 日，或用 1 日疗法，口服 400mg，分两次服用。②氟康唑 150mg，顿服。复杂性 VVC 全身用药选择与单纯性 VVC 基本相同，均可适当延长治疗时间。

（4）复发性 VVC 的治疗：外阴阴道假丝酵母菌病治疗后容易在月经前复发，故治疗后应在月经前复查白带。VVC 治疗后有 5% ~ 10% 的患者会复发。对复发病例应检查原因，如是否有糖尿病、应用抗生素、雌激素或类固醇激素、穿紧身化纤内裤、局部药物的刺激等，消除诱因。性伴侣应进行假丝酵母菌的检查及治疗。由于肠道及阴道深层假丝酵母菌是重复感染的重要来源，抗真菌剂以全身用药为主，可适当加大抗真菌剂的剂量及延长用药时间。

## （五）护理诊断及医护合作性问题

1. 睡眠型态改变　与阴部奇痒、烧灼痛有关。

2. 焦虑　与疾病反复发作有关。

3. 知识缺乏　缺乏疾病及防护知识。

4. 皮肤黏膜完整性受损　与炎症引起的阴道黏膜充血、破损有关。

## （六）计划与实施

1. 护理目标　如下所述。

（1）患者在最短时间内解除或减轻症状，睡眠恢复正常。

（2）患者紧张焦虑的心情恢复平静。

（3）患者能够掌握有关外阴阴道假丝酵母菌病的防护措施。

（4）患者能正确使用药物，皮肤破损范围不增大。

2. 护理措施　如下所述。

（1）心理护理：VVC患者多数有焦虑及烦躁心理，护理人员应耐心倾听其主诉，并安慰患者，向其讲清该病的治疗效果及效果显现时间，使其焦虑、烦躁情绪得到缓解和释放。还应告知患者按医生的用药和方案坚持治疗和按时复诊，不要随意中断，以免影响疗效。

（2）局部用药指导：局部用药前可用2%～4%碳酸氢钠液冲洗阴道，改变阴道酸碱度，不利于假丝酵母菌生长，可提高疗效。阴道上药时要尽量将药物放入阴道深处。

（3）保持外阴清洁和干燥，分泌物多时应勤换内裤，用过的内裤、盆及毛巾应用开水烫洗或煮沸消毒5～10分钟。

3. 健康指导　如下所述。

（1）注意个人卫生，勤换内裤，用过的内裤、盆及毛巾均应用开水烫洗，尽量不穿紧身及化纤材质内衣裤。

（2）讲解外阴阴道假丝酵母菌病的易感因素，强调外阴清洁的重要性，洗浴卫生用品专人使用，避免交叉感染，特别注意妊娠期和月经期卫生，出现外阴瘙痒等症状及时就医。

（3）尽量避免长时间应用广谱抗生素，如有糖尿病应及时、积极治疗。

（4）患病及治疗期间应注意休息，避免过度劳累。饮食上增加新鲜蔬菜和水果的摄入，禁食辛辣食物及饮酒。

## （七）护理评价

患者了解外阴阴道假丝酵母菌病的相关知识及预防措施。治疗期间能够遵医嘱坚持用药，并按时复诊，使疾病得到彻底治愈。随着病情的恢复，患者焦虑及烦躁心理得到缓解。

# 三、细菌性阴道病

## （一）概述

细菌性阴道病是阴道内正常菌群失调所致的一种混合感染。曾被命名为嗜血杆菌阴道炎、加德纳菌阴道炎、非特异性阴道炎、棒状杆菌阴道炎，目前被命名为细菌性阴道病。细菌性阴道病是临床及病理特征无炎症改变的阴道炎。

## （二）病因

细菌性阴道病非单一致病菌所引起，而是多种致病菌共同作用的结果。

## （三）病理生理

生理情况下，阴道内有各种厌氧菌及需氧菌，其中以产生过氧化氢的乳杆菌占优势。细菌性阴道病时，阴道内乳杆菌减少而其他细菌大量繁殖，主要有加德纳尔菌、动弯杆菌、类杆菌、消化链球菌等及其他厌氧菌，部分患者合并人型支原体，其中以厌氧菌居多。厌氧菌的浓度可以是正常妇女的100～

1 000倍。厌氧菌繁殖的代谢产物使阴道分泌物的生化成分发生相应改变，pH升高，胺类物质、有机酸和一些酶类增加。胺类物质可使阴道分泌物增多并有臭味。酶和有机酸可破坏宿主的防御机制而引起炎症。

## （四）护理评估

1. 健康史　了解患者阴道分泌物的形状，分泌物量是否增多和有臭味。

2. 临床表现　细菌性阴道病多发生在性活跃期妇女。10%～40%患者无临床症状，有症状者主要表现为阴道分泌物增多，有鱼腥臭味，于性交后加重。可伴有轻度外阴瘙痒或烧灼感。分泌物呈灰白色、均匀一致、稀薄，常黏附在阴道壁，其黏稠度低，容易将分泌物从阴道壁拭去。阴道黏膜无充血等炎症表现。

3. 辅助检查　细菌性阴道病临床诊断标准为下列检查中有3项阳性即可明确诊断。

（1）阴道分泌物为匀质、稀薄白色。

（2）阴道pH＞4.5 阴道分泌物pH通常在4.7～5.7，多为5.0～5.5。

（3）胺臭味试验阳性：取阴道分泌物少许放在玻片上，加入10%氢氧化钾1～2滴，产生一种烂鱼肉样腥臭气味即为阳性。

（4）线索细胞阳性：取少许分泌物放在玻片上，加一滴生理盐水混合，置于高倍显微镜下寻找线索细胞。线索细胞即阴道脱落的表层细胞，于细胞边缘黏附大量颗粒状物即各种厌氧菌，尤其是加德纳菌，细胞边缘不清。严重病例，线索细胞可达20%以上，但几乎无白细胞。

（5）可参考革兰染色的诊断标准，其标准为每个高倍光镜下，形态典型的乳杆菌≤5，两种或两种以上其他形态细菌（小的革兰阴性杆菌、弧形杆菌或阳性球菌）≥6。

4. 心理-社会评估　了解患者对自身疾病的心理反应。一般情况下，患者会因为阴道分泌物的异味而难为情，有一定的心理负担。

5. 治疗原则　细菌性阴道病多选用抗厌氧菌药物，主要有甲硝唑、克林霉素。甲硝唑抑制厌氧菌生长，而不影响乳杆菌生长，是较理想的治疗药物，但对支原体效果差。

（1）全身用药：口服甲硝唑400mg，每日2～3次，共7日或单次口服甲硝唑2g，必要时24～48h重复给药1次。甲硝唑单次口服效果不如连服7日效果好。也可选用口服克林霉素300mg，每日2次，连服7日。

（2）局部用药：阴道用甲硝唑泡腾片200mg，每晚1次，连用7～14日。2%克林霉素软膏涂阴道，每晚1次，每次5g，连用7日。局部用药与全身用药效果相似，治愈率可达80%。

## （五）护理诊断和医护合作性问题

1. 自我形象紊乱　与阴道分泌物异味有关。

2. 知识缺乏　缺乏疾病及防护知识。

## （六）计划与实施

1. 护理目标　如下所述。

（1）帮助患者建立治疗信心，积极接受治疗，使症状及早缓解。

（2）患者能够掌握有关生殖系统炎症的防护措施。

2. 护理措施　如下所述。

（1）心理护理：向患者解释异味产生的原因，告知患者坚持用药和治疗，症状会缓解，使患者心理负担减轻。

（2）用药指导：向患者讲清口服药的用法、用量，阴道用药的方法及注意事项。

（3）协助医生进行阴道分泌物取材，注意取材时应取阴道侧壁的分泌物，不应取宫颈管或后穹隆处分泌物。

（4）阴道局部可用1%乳酸溶液或0.5%醋酸溶液冲洗阴道，改善阴道内环境以提高疗效。

3. 健康指导 如下所述。

(1) 注意个人卫生,勤换内裤。平时尽量不穿紧身及化纤材质内衣裤。清洁会阴部用品要专人专用,避免交叉感染。

(2) 阴道用药方法:阴道用药最好选在晚上睡前,先清洗会阴部,然后按医嘱放置药物,药物最好放置在阴道深部,可保证疗效。

### (七) 护理评价

患者阴道分泌物减少,异味消除,并了解细菌性阴道病的相关知识,掌握全身及局部用药方法。

## 四、萎缩性阴道炎

### (一) 概述

萎缩性阴道炎常见于自然绝经及卵巢去势后妇女,也可见于产后闭经或药物假绝经治疗的妇女。因卵巢功能衰退,雌激素水平降低,阴道壁萎缩,黏膜变薄,上皮细胞内糖原含量减少,阴道内 pH 增高,局部抵抗力降低,致病菌容易入侵繁殖引起炎症。

### (二) 病因

由于卵巢功能衰退、雌激素水平降低、阴道壁萎缩、黏膜变薄,上皮细胞内糖原含量减少、阴道内 pH 值增高、局部抵抗力下降,致病菌容易侵入并繁殖,而引起炎症。

### (三) 护理评估

1. 健康史 了解患者的年龄、是否已经绝经、是否有卵巢手术史、盆腔放射治疗史或药物性闭经史、近期身体状况、有无其他慢性疾病等。

2. 临床表现 主要症状为阴道分泌物增多及外阴瘙痒、灼热感。阴道分泌物稀薄,呈淡黄色,严重者呈血样脓性白带,患者有性交痛。

阴道检查见阴道呈萎缩性改变,上皮萎缩、菲薄、皱襞消失,阴道黏膜充血,有小出血点,有时见浅表溃疡。若溃疡面与对侧粘连,阴道检查时粘连可被分开而引起出血,粘连严重时可造成阴道狭窄甚至闭锁,炎症分泌物引流不畅可形成阴道积脓或宫腔积脓。

3. 辅助检查 包括以下几种。

(1) 阴道分泌物检查:取阴道分泌物在显微镜下可见大量基底层细胞及白细胞而无滴虫及假丝酵母菌。

(2) 宫颈细胞学检查:有血性白带的患者应行宫颈细胞学检查,首先应排除子宫颈癌的可能。

(3) 分段诊刮:有血性分泌物的患者,应根据其情况进行分段诊刮,以排除子宫恶性肿瘤。

4. 心理-社会评估 萎缩性阴道炎患者多数为绝经期妇女,由于绝经期症状已经给患者带来严重的心理负担,患者多表现出严重的负性心理情绪,如烦躁、焦虑、紧张等。护理人员应对患者各种情绪反应做出准确评估,同时了解家属是否存在不耐烦等不良情绪。

5. 治疗原则 萎缩性阴道炎的治疗原则是抑制细菌生长及增加阴道抵抗力,常用药物有以下几种。

(1) 抑制细菌生长:用1%乳酸液或0.5%醋酸液冲洗阴道,每日1次,可增加阴道酸度,抑制细菌生长繁殖。阴道冲洗后,用甲硝唑200mg或氧氟沙星100mg,放于阴道深部,每日1次,7~10日为1疗程。

(2) 增加阴道抵抗力:针对病因给雌激素治疗,可局部用药,也可全身用药。己烯雌酚0.125~0.25mg,每晚放入阴道深部1次,7日为一疗程或用0.5%己烯雌酚软膏涂局部涂抹。全身用药,可口服尼尔雌醇,首次4mg,以后每2~4周服1次,每次2mg,维持2~3个月。尼尔雌醇是雌三醇的衍生物,剂量小、作用时间长、对子宫内膜影响小,较安全。对应用性激素替代治疗的患者,可口服结合雌激素0.625mg或戊酸雌二醇1mg和甲羟孕酮2mg,每日1次。乳癌或子宫内膜癌患者慎用雌激素制剂。

### (四) 护理诊断和医护合作性问题

1. 皮肤黏膜完整性受损 与炎症引起的阴道黏膜充血、破损有关。

2. 舒适的改变　与皮肤瘙痒、烧灼感有关。

3. 知识缺乏　缺乏疾病及其防护知识。

4. 焦虑　与外阴瘙痒等症状有关。

### （五）计划与实施

1. 预期目标　如下所述。

（1）患者能正确使用药物，避免皮肤抓伤，皮损范围不增大。

（2）患者在最短时间内解除或减轻症状，舒适感增强。

（3）患者了解疾病有关的知识及防护措施。

（4）患者焦虑感减轻，能够积极主动配合治疗。

2. 护理措施　如下所述。

（1）心理护理：认真倾听患者对疾病的主诉及其内心感受；耐心向患者讲解有关萎缩性阴道炎的相关知识、治疗方法及效果，帮助其树立治疗信心。同时，与其家属沟通，了解家属的态度与反应，积极做好家属工作，使其能够劝导患者，减轻焦虑及烦躁情绪。

（2）用药指导：嘱患者遵医嘱用药，年龄较大的患者，应教会家属用药，使家属能够监督或协助使用。

3. 健康指导　如下所述。

（1）注意个人卫生，勤换内裤。平时尽量不穿紧身及化纤材质内衣裤。

（2）阴道用药方法：阴道用药最好选在晚上睡前，先清洗会阴部，然后按医嘱放置药物，药物最好放置在阴道深部，以保证疗效。

### （六）护理评价

患者阴道分泌物减少，外阴瘙痒症状减轻或消失。患者焦虑紧张情绪好转，其家属能够理解并帮助患者缓解情绪及治疗疾病。

（李晓佩）

## 第四节　子宫颈炎

宫颈炎症是妇科最常见的疾病之一，包括宫颈阴道部炎症及宫颈管黏膜炎症。临床上多见的宫颈炎是宫颈管黏膜炎。子宫颈炎又分为急性子宫颈炎和慢性子宫颈炎，临床上以慢性子宫颈炎多见。

### 一、急性子宫颈炎

#### （一）概述

急性子宫颈炎是病原体感染宫颈引起的急性炎症，其常与急性子宫内膜炎或急性阴道炎同时发生。

#### （二）病因

急性宫颈炎主要见于感染性流产、产褥期感染、宫颈损伤或阴道异物并发感染。常见的病原体为葡萄球菌、链球菌、肠球菌等。近年来随着性传播疾病的增加，急性宫颈炎病例也不断增多。病原体主要是淋病奈瑟菌、沙眼衣原体。淋病奈瑟菌及沙眼衣原体均感染宫颈管柱状上皮，沿黏膜面扩散引起浅层感染，病变以宫颈管明显，引起黏液脓性宫颈黏膜炎。除宫颈管柱状上皮外，淋病奈瑟菌还常侵袭尿道移行上皮、尿道旁腺及前庭大腺。沙眼衣原体感染只发生在宫颈管柱状上皮，不感染鳞状上皮，故不引起阴道炎，仅形成急性宫颈炎症。葡萄球菌、链球菌更易累及宫颈淋巴管，侵入宫颈间质深部。

#### （三）病理

肉眼见宫颈红肿，宫颈管黏膜充血、水肿，脓性分泌物可经宫颈外口流出。镜下见血管充血，宫颈黏膜及黏膜下组织、腺体周围大量中性粒细胞浸润，腺体内口可见脓性分泌物。

### （四）护理评估

1. 健康史　了解患者近期有无妇科手术史、孕产史及性生活情况，评估患者的身体状况。

2. 临床表现　主要症状为阴道分泌物增多，呈黏液脓性，阴道分泌物的刺激可引起外阴瘙痒和灼热感，伴有腰酸及下腹部坠痛。此外，常有下泌尿道症状，如尿急、尿频、尿痛。沙眼衣原体感染还可出现经量增多、经间期出血、性交后出血等症状。

妇科检查见宫颈充血、水肿、黏膜外翻，有黏液脓性分泌物从宫颈管流出。衣原体宫颈炎可见宫颈红肿、黏膜外翻、宫颈触痛，且常有接触性出血。淋病奈瑟菌感染还可见到尿道口、阴道口黏膜充血、水肿以及多量脓性分泌物。

3. 辅助检查　宫颈分泌物涂片做革兰染色：先擦去宫颈表面分泌物后，用小棉拭子插入宫颈管内取出，肉眼看到拭子上有黄色或黄绿色黏液脓性分泌物，然后做革兰染色，若光镜下平均每个油镜视野有 10 个以上或每个高倍视野有 30 个以上中性粒细胞为阳性。

急性宫颈炎患者还应进行衣原体及淋病奈瑟菌的检查，包括宫颈分泌物涂片做革兰染色、分泌物培养、酶联免疫吸附试验及核酸检测。

4. 心理 - 社会评估　急性宫颈炎一般起病急，症状重，患者多会表现出紧张及焦虑的情绪，特别是有不洁性生活史的患者，担心自己患有性传播疾病，严重者可出现恐惧心理。护理人员应仔细评估患者患病后的内心感受，发现其不良情绪并进行合理的心理疏导。

5. 治疗原则　主要针对病原体治疗，应做到及时、足量、规范、彻底治疗，如急性淋病奈瑟菌性宫颈炎，性伴侣需同时治疗。

（1）单纯急性淋菌性宫颈炎应大剂量、单次给药，常用第三代头孢菌素及大观霉素。

（2）衣原体性宫颈炎治疗常用的药物有四环素类、红霉素类及喹诺酮类。

### （五）护理诊断和医护合作性问题

1. 舒适的改变　与阴道分泌物增多、腰骶部疼痛及下腹部坠痛有关。

2. 焦虑　与对疾病诊断的担心有关。

3. 排尿形态改变　与炎症刺激产生尿频、尿急、尿痛症状有关。

4. 知识缺乏　缺乏急性宫颈炎病因、治疗及预防等相关知识。

### （六）计划与实施

1. 预期目标　如下所述。

（1）经治疗后患者在最短时间内解除或减轻症状，舒适感增强。

（2）患者紧张焦虑的心情得到缓解。

（3）患者治疗后排尿形态恢复正常。

（4）患者了解急性宫颈炎的病因及治疗方法，掌握了预防措施。

2. 护理措施　如下所述。

（1）患者出现症状后及时到医院急诊，使疾病能够得到及时诊断、正确治疗，并指导患者按医嘱使用抗生素。

（2）对症处理：急性期应卧床休息。出现高热患者在遵医嘱用药的同时可给予物理降温、乙醇或温水擦浴，也可用冰袋降温，并定时监测体温、脉搏、血压。有严重腰骶部疼痛的患者可遵医嘱服用镇痛药。有尿道刺激症状者应多饮水，以减轻症状。

（3）心理护理：耐心倾听患者的主诉，了解和评估患者的心理状态。向患者介绍急性宫颈炎的发病原因及引起感染的病原菌，特别是要强调急性宫颈炎的治疗效果和意义，增强患者治疗疾病的信心，鼓励其坚持并严格按医嘱服药。

3. 健康指导　如下所述。

（1）指导患者做好经期、孕期及产褥期的卫生；指导患者保持性生活卫生，以减少和避免性传播疾病。

（2）指导患者定期进行妇科检查，发现宫颈炎症积极予以治疗。

### （七）护理评价

患者症状减轻或消失，焦虑紧张的情绪有所缓解，并随着症状的消失进一步好转并恢复正常。患者了解急性宫颈炎的相关知识，并掌握了预防措施。

# 二、慢性宫颈炎

### （一）概述

慢性宫颈炎多由急性宫颈炎转变而来，常因急性宫颈炎未治疗或治疗不彻底，病原体隐藏于宫颈黏膜内形成慢性炎症。

### （二）病因

慢性宫颈炎多由于分娩、流产或手术损伤宫颈后，病原体侵入而引起感染。也有的患者无急性宫颈炎症状，直接发生慢性宫颈炎。慢性宫颈炎的病原体主要为葡萄球菌、链球菌、大肠杆菌及厌氧菌，其次为性传播疾病的病原体，如淋病奈瑟菌及沙眼衣原体。

目前沙眼衣原体及淋病奈瑟菌感染引起的慢性宫颈炎亦日益增多。此外，单纯疱疹病毒也可能与慢性宫颈炎有关。病原体侵入宫颈黏膜，并在此处潜藏，由于宫颈黏膜皱襞多，感染不易彻底清除，往往形成慢性宫颈炎。

### （三）病理

慢性宫颈炎根据病理组织形态临床上分为以下几种。

1. 宫颈糜烂样改变　以往称为"宫颈糜烂"，并认为是慢性宫颈炎常见的一种病理改变。随着阴道镜的发展以及对宫颈病理生理认识的提高，"宫颈糜烂"这一术语在西方国家的妇产科教材中已被废弃。宫颈外口处的宫颈阴道部外观呈细颗粒状的红色区，称宫颈糜烂样改变。糜烂面边界与正常宫颈上皮界限清楚、糜烂面为完整的单层宫颈管柱状上皮所覆盖，由于宫颈管柱状上皮抵抗力低，病原体易侵入发生炎症。在炎症初期，糜烂面仅为单层柱状上皮所覆盖，表面平坦，称单纯性糜烂，随后由于腺上皮过度增生并伴有间质增生，糜烂面凹凸不平呈颗粒状，称颗粒型糜烂。当间质增生显著，表面不平现象更加明显呈乳突状，称乳突型糜烂。幼女或未婚妇女，有时见宫颈呈红色，细颗粒状，形似糜烂，但事实上并无明显炎症，是宫颈管柱状上皮外移所致，不属于病理性宫颈糜烂。

2. 宫颈肥大　由于慢性炎症的长期刺激，宫颈组织充血、水肿，腺体和间质增生，还可能在腺体深部有黏液潴留形成囊肿，使宫颈呈不同程度的肥大，但表面多光滑，有时可见到宫颈腺囊肿突起。由于纤维结缔组织增生，使宫颈硬度增加。

3. 宫颈息肉　宫颈管黏膜增生，局部形成突起病灶称为宫颈息肉。慢性炎症长期刺激使宫颈管局部黏膜增生，子宫有排除异物的倾向，使增生的黏膜逐渐自基底部向宫颈外口突出而形成息肉（图4-1），一个或多个不等，直径一般约1cm，色红、呈舌形、质软而脆，易出血，蒂细长，根部多附着于宫颈管外口，少数在宫颈管壁。光镜下见息肉中心为结缔组织伴有充血、水肿及炎性细胞浸润，表面覆盖单层高柱状上皮，与宫颈管上皮相同。宫颈息肉极少恶变，恶变率＜1％，但临床上应注意子宫恶性肿瘤可呈息肉样突出于宫颈口，应予以鉴别。

4. 宫颈腺囊肿　在宫颈转化区中，鳞状上皮取代柱状上皮过程中，新生的鳞状上皮覆盖宫颈腺管口或伸入腺管，将腺管口阻塞。腺管周围的结缔组织增生或瘢痕形成，压迫腺管，使腺管变窄甚至阻塞，腺体分泌物引流受阻，潴留形成囊肿（图4-2）。检查时见宫颈表面突出多个青白色小囊泡，内含无色黏液。若囊肿感染，则外观呈白色或无组织，宫颈阴道部外观很光滑，仅见宫颈外口有脓性分泌物堵塞，有时宫颈管黏膜增生向外口突出，可见宫颈口充血发红。

5. 宫颈黏膜炎　病变局限于宫颈管黏膜及黏膜下组织，宫颈阴道部外观光滑，宫颈外口可见有脓性分泌物，有时宫颈管黏膜增生向外突出，可见宫颈口充血、发红。由于宫颈管黏膜及黏膜下组织充血、水肿、炎性细胞浸润和结缔组织增生，可使宫颈肥大。

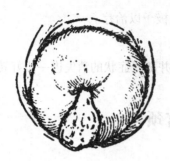
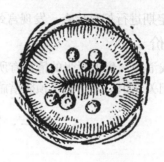

图4-1　宫颈息肉　　　　　　　　图4-2　宫颈腺囊肿

## （四）护理评估

1. 健康史　了解和评估患者的一般情况、现身体状况、婚姻状况及孕产史。

2. 临床表现　如下所述。

（1）症状及体征：慢性宫颈炎的主要症状是阴道分泌物增多。由于病原体、炎症的范围及程度不同，分泌物的量、性质、颜色及气味也不同。阴道分泌物多呈乳白色黏液状，有时呈淡黄色脓性，伴有息肉形成时易有血性白带或性交后出血。当炎症沿宫骶韧带扩散到盆腔时，可有腰骶部疼痛、盆腔部下坠痛等。当炎症涉及膀胱下结缔组织时，可出现尿急、尿频等症状。宫颈黏稠脓性分泌物不利于精子穿过，可造成不孕。

妇科检查时可见宫颈有不同程度糜烂、肥大，有时质较硬，有时可见息肉、裂伤、外翻及宫颈腺囊肿。

（2）宫颈糜烂的分度：根据糜烂面积大小将宫颈糜烂分为3度（图4-3）。轻度指糜烂面小于整个宫颈面积的1/3；中度指糜烂面占整个宫颈面积的1/3～2/3；重度指糜烂面占整个宫颈面积的2/3以上。根据糜烂的深浅程度可分为单纯型、颗粒型和乳突型3型。诊断宫颈糜烂应同时表示糜烂的面积和深浅。

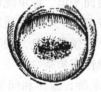
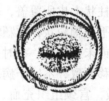
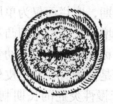

Ⅰ度　　　　　　　Ⅱ度　　　　　　　Ⅲ度

图4-3　宫颈糜烂分度

3. 辅助检查　包括以下几种。

（1）淋病奈瑟菌及衣原体检查：用于有性传播疾病的高危患者。

（2）宫颈刮片、宫颈管吸片检查：主要用于鉴别宫颈糜烂与宫颈上皮内瘤样病变或早期宫颈癌。

（3）阴道镜检查及活体组织检查：当高度怀疑宫颈上皮内瘤样病变或早期宫颈癌时，进行该项检查以明确诊断。

4. 心理-社会评估　慢性宫颈炎一般药物治疗效果欠佳，且临床症状出现时间较长，症状虽不重但影响其日常生活和工作，另外慢性宫颈炎还有可能癌变，上述因素使患者思想压力大，易产生烦躁和不安。家属也会因为患者的情绪及病情而产生焦虑和紧张的负性情绪。

5. 治疗原则　慢性宫颈炎以局部治疗为主，可采用物理治疗、药物治疗及手术治疗，其中以物理治疗最常用。

（1）宫颈糜烂的治疗

1）物理治疗：物理治疗是最常用的有效治疗方法，其原理是以各种物理方法将宫颈糜烂面单层柱状上皮破坏，使其坏死脱落后，为新生的复层鳞状上皮覆盖。创面愈合需3～4周，病变较深者需6～8

周。常用方法有激光治疗、冷冻治疗、红外线凝结疗法及微波法等。宫颈物理治疗有出血、宫颈管狭窄、不孕、感染的可能。

2）药物治疗：局部药物治疗适用于糜烂面积小和炎症浸润较浅的病例，过去局部涂硝酸银或铬酸腐蚀，现已少用。中药有许多验方、配方，临床应用有一定疗效。如子宫颈粉，内含黄矾、金银花各9克，五倍子30克，甘草6克。将药粉洒在棉球上，敷塞于子宫颈，24小时后取出。月经后上药，每周2次，4次为一疗程。已知宫颈糜烂与若干病毒及沙眼衣原体感染有关，也是诱发宫颈癌因素。干扰素是细胞受病毒感染后释放出的免疫物质，为病毒诱导白细胞产生的干扰素。重组人α2a干扰素具有抗病毒、抗肿瘤及免疫调节活性，睡前1粒塞入阴道深部，贴近宫颈部位，隔日1次，7次为一疗程，可以重复应用。若为宫颈管炎，其宫颈外观光滑，宫颈管内有脓性排液，此处炎症局部用药疗效差，需行全身治疗。取宫颈管分泌物做培养及药敏试验，同时查找淋病奈瑟菌及沙眼衣原体，根据检测结果采用相应的抗感染药物。

（2）宫颈息肉治疗：宫颈息肉一般行息肉摘除术，术后将切除的组织送病理组织学检查。

（3）宫颈管黏膜炎治疗：宫颈管黏膜炎需进行全身治疗，局部治疗效果差。根据宫颈管分泌物培养及药敏试验结果，选用相应的抗生素进行全身抗感染治疗。

（4）宫颈腺囊肿：对小的宫颈腺囊肿，无任何临床症状的可不进行处理，若囊肿较大或合并感染者，可选用微波治疗或用激光治疗。

## （五）护理诊断和医护合作性问题

1. 舒适的改变　与阴道分泌物增多、腰骶部疼痛及下腹部坠痛有关。
2. 焦虑　与接触性出血、不孕及该病有癌变可能有关。
3. 有感染的可能　与物理治疗创面有关。
4. 知识缺乏　缺乏慢性宫颈炎治疗、治疗前后注意事项及预防措施等相关知识。

## （六）计划与实施

1. 预期目标　如下所述。

（1）患者在最短时间内解除或减轻症状，舒适感增强。

（2）患者紧张焦虑的心情恢复平静。

（3）物理治疗期间未发生感染。

（4）患者能够了解治疗方法并掌握慢性宫颈炎治疗前后注意事项及预防措施。

2. 护理措施　如下所述。

（1）心理护理：了解患者的心理状态及负性情绪表现程度，并进行心理疏导。帮助患者建立治疗的信心，并能够坚持治疗。同时应与家属沟通，评估家属对患者疾病的态度及看法，帮助其了解该病相关知识，使其能够主动关心和照顾患者。

（2）物理治疗的护理

1）治疗前护理：治疗前应配合医生做好宫颈刮片检查，有急性生殖器炎症的患者应暂缓此项检查先进行急性炎症的治疗，物理治疗应选择在月经干净后3~7日内进行。

2）治疗后护理：宫颈物理治疗后均有阴道分泌物增加，甚至有大量水样排液，此时患者应保持外阴部清洁，必要时垫会阴垫并及时更换，以防感染发生。一般术后1~2周脱痂时有少许出血属正常现象，如患者阴道流血量多于月经量应及时到医院就诊。在创面尚未完全愈合期间（4~8周）禁盆浴、性交和阴道冲洗，以免发生大出血和感染。治疗后须定期检查，第一次检查时间是术后2个月月经干净后，复查内容有观察创面愈合情况及有无颈管狭窄等。

（3）用药指导：向患者解释药物的用法及使用注意事项。

3. 健康指导　如下所述。

（1）预防措施：积极治疗急性宫颈炎；定期做妇科检查，发现宫颈炎症予积极治疗；避免分娩时或器械损伤宫颈；产后发现宫颈裂伤应及时缝合。

（2）物理治疗后，患者应禁性生活和盆浴 2 个月。保持外阴的清洁和干燥，每日用温开水清洗会阴并更换内裤及会阴垫。

（3）患者应遵医嘱定期进行随诊。

## （七）护理评价

患者接受护理人员的指导后焦虑紧张的情绪有所缓解，其家属能够主动关心和帮助患者治疗疾病。物理治疗期间未发生感染，了解了慢性宫颈炎的相关知识，并掌握了物理治疗的注意事项及预防措施。

（李晓佩）

# 第五节 盆腔炎性疾病

## 一、盆腔炎性疾病

### （一）概述

盆腔炎性疾病是指女性上生殖道的一组感染性疾病，主要包括子宫内膜炎、输卵管炎、输卵管卵巢脓肿、盆腔腹膜炎。炎症可局限于一个部位，也可同时累及几个部位，最常见的是输卵管炎及输卵管卵巢炎，单纯的子宫内膜炎或卵巢炎较少见。盆腔炎性疾病大多发生在性活跃期有月经的妇女。初潮前、绝经后或未婚者很少发生盆腔炎性疾病，若发生盆腔炎性疾病也往往是由于邻近器官炎症的扩散。

### （二）病因

引起盆腔炎性疾病的病原体有两个来源，即内源性和外源性，两种病原体可单独存在，也可混合感染，临床上通常为混合感染。

1. 内源性病原体　来自原寄居于阴道内的菌群，包括厌氧菌和需氧菌。厌氧菌及需氧菌都可单独感染，但通常是混合感染。常见的为大肠杆菌、溶血性链球菌、金黄色葡萄球菌、脆弱类杆菌、消化球菌、消化链球菌。

2. 外源性病原体　主要为性传播疾病的病原体，如沙眼衣原体、淋病奈瑟菌、支原体等。

### （三）感染途径

1. 经淋巴系统蔓延　细菌经外阴、阴道、宫颈及宫体创伤处的淋巴管侵入盆腔结缔组织及内生殖器其他部分，是产褥感染、流产后感染及放置宫内节育器后感染的主要传播途径，多见于链球菌、大肠杆菌、厌氧菌引起的感染。

2. 沿生殖器黏膜上行蔓延　病原体侵入外阴、阴道后或阴道内的菌群沿黏膜面经宫颈、子宫内膜、输卵管黏膜蔓延至卵巢及腹腔，是非妊娠期、非产褥期盆腔炎性疾病的主要感染途径。淋病奈瑟菌、沙眼衣原体及葡萄球菌等常沿此途径扩散。

3. 经血循环传播　病原体先侵入人体的其他系统，再经血循环感染生殖器，为结核菌感染的主要途径。

4. 直接蔓延　腹腔其他脏器感染后，直接蔓延到内生殖器，如阑尾炎可引起右侧输卵管炎。

### （四）病理

1. 急性子宫内膜炎及子宫肌炎　子宫内膜充血、水肿，有炎性渗出物，严重者内膜坏死、脱落形成溃疡。镜下见大量白细胞浸润，炎症向深部侵入形成子宫肌炎。

2. 急性输卵管炎、输卵管积脓、输卵管卵巢脓肿　急性输卵管炎主要由化脓菌引起，根据不同的传播途径而有不同的病变特点。病变以输卵管间质炎为主。轻者输卵管仅有轻度充血、肿胀、略增粗；重者输卵管明显增粗、弯曲，纤维素性脓性渗出物多或与周围组织粘连。

若炎症经子宫内膜向上蔓延，首先引起输卵管黏膜炎，输卵管黏膜肿胀、间质水肿、充血及大量中性粒细胞浸润，引起输卵管黏膜粘连，导致输卵管管腔及伞端闭锁，若有脓液积聚于管腔内则形成输卵管积脓。

卵巢很少单独发生炎症，白膜是良好的防御屏障。卵巢常与发生炎症的输卵管伞粘连而发生卵巢周围炎，称输卵管卵巢炎，习称附件炎。炎症可通过卵巢排卵的破孔侵入卵巢实质形成卵巢脓肿，脓肿壁与输卵管积脓粘连并穿通，形成输卵管卵巢脓肿。脓肿多位于子宫后方或子宫、阔韧带后叶及肠管间粘连处，可破入直肠或阴道，若破入腹腔则引起弥漫性腹膜炎。

3. 急性盆腔结缔组织炎　内生殖器急性炎症时或阴道、宫颈有创伤时，病原体经淋巴管进入盆腔结缔组织而引起结缔组织充血、水肿及中性粒细胞浸润，以宫旁结缔组织炎最常见，首先表现为局部增厚、质地较软、边界不清，然后向两侧盆壁呈扇形浸润，若组织化脓则形成盆腔腹膜外脓肿，可自发破入直肠或阴道。

4. 急性盆腔腹膜炎　盆腔内器官发生严重感染时，往往蔓延到盆腔腹膜，发生炎症的腹膜充血、水肿，并有少量含纤维素的渗出液，形成盆腔脏器粘连。当有大量脓性渗出液积聚于粘连的间隙内，可形成散在小脓肿；积聚于直肠子宫陷凹处则形成盆腔脓肿，较多见。脓肿的前方为子宫，后方为直肠，顶部为粘连的肠管及大网膜，脓肿可破入直肠而使症状突然减轻，也可破入腹腔引起弥漫性腹膜炎。

5. 败血症及脓毒血症　当病原体毒性强，数量多，患者抵抗力降低时，常发生败血症。多见于严重的产褥感染、感染流产，近年也有报道放置宫内节育器、输卵管结扎手术损伤器官引起的败血症，若不及时控制，往往很快出现感染性休克，甚至死亡。发生感染后，若身体其他部位发现多处炎症病灶或脓肿，应考虑有脓毒血症存在，但需经血培养证实。

6. Fitz – Hugh – Curtis 综合征　指肝包膜炎症而无肝实质损害的肝周围炎，淋病奈瑟菌及衣原体感染均可引起，5% ~10% 输卵管炎可出现此综合征。

### （五）护理评估

1. 健康史　评估和了解患者的年龄、职业、近期身体状况等，特别要了解患者有无不洁性生活史，及目前表现出的各种症状。

2. 临床表现　可因炎症轻重及范围大小而有不同的临床表现，轻者无症状或症状轻微。

（1）症状

1）常见症状：盆腔炎性疾病常见症状包括下腹痛、发热、阴道分泌物增加。月经期发病可出现月经量增加，经期延长。

2）下腹痛：腹痛为持续性，活动后或性交后加重。

3）重症症状：病情严重的可有寒战、高热、头痛、食欲缺乏。

4）其他：若出现腹膜炎，可有消化系统症状如恶心、呕吐、腹胀、腹泻等。若有脓肿形成，可有下腹包块及局部压迫刺激症状；包块位于子宫前方可出现膀胱刺激症状；包块位于子宫后方可有直肠刺激症状；若在腹膜外可致腹泻、里急后重感和排便困难。

（2）体征

1）盆腔炎性疾病的患者体征差异较大，轻者无明显异常表现或妇科检查仅发现宫颈举痛或宫体压痛或附件区压痛。

2）严重患者全身检查时，表现为急性病容，体温升高、心率加快，下腹部有压痛、反跳痛及肌紧张，叩诊鼓音明显，肠鸣音减弱或消失。

3）盆腔检查：①阴道可见大量脓性分泌物，并有臭味。②宫颈充血、水肿、宫颈举痛，当宫颈管黏膜或宫腔有急性炎症时，将宫颈表面分泌物拭净，可见脓性分泌物从宫颈口流出。③宫体稍大，有压痛，活动受限。④子宫两侧压痛明显，若为单纯输卵管炎，可触及增粗的输卵管，有压痛。⑤若为输卵管积脓或输卵管卵巢脓肿，可触及包块且压痛明显，不活动。⑥宫旁结缔组织炎时，可扪到宫旁一侧或两侧有片状增厚或两侧宫骶韧带高度水肿、增粗，压痛明显。⑦若有盆腔脓肿形成且位置较低时，可扪及后穹隆或侧穹隆有肿块且有波动感，三合诊常能协助进一步了解盆腔情况。

3. 辅助检查　临床诊断盆腔炎性疾病需同时具备下列 3 项：①下腹压痛伴或不伴反跳痛。②宫颈或宫体举痛或摇摆痛。③附件区压痛。以下标准可增加诊断的特异性。

（1）宫颈分泌物培养或革兰染色涂片：淋病奈瑟菌阳性或沙眼衣原体阳性。

（2）血常规检查：WBC 计数 $>10\times10^9/L$。

（3）后穹隆穿刺：抽出脓性液体。

（4）双合诊、B 超或腹腔镜检查检查：发现盆腔脓肿或炎性包块。腹腔镜检查能提高确诊率。其肉眼诊断标准有：①输卵管表面明显充血。②输卵管壁水肿。③输卵管伞端或浆膜面有脓性渗出物。

（5）分泌物做细菌培养及药物敏感试验：在做出急性盆腔炎的诊断后，要明确感染的病原体，通过剖腹探查或腹腔镜直接采取感染部位的分泌物做细菌培养及药物敏感试验结果最准确，但临床应用有一定的局限性。宫颈管分泌物及后穹隆穿刺液的涂片、培养及免疫荧光检测虽不如直接采取感染部位的分泌物做培养及药物敏感试验准确，但对明确病原体有帮助，涂片可做革兰染色，若找到淋病奈瑟菌可确诊，除查找淋病奈瑟菌外，可以根据细菌形态及革兰染色，为选用抗生素及时提供线索，培养阳性率高，可明确病原体。

（6）免疫荧光：主要用于衣原体检查。

4. 心理－社会评估　盆腔炎性疾病症状明显且较严重，特别是治疗不及时或未能使用恰当的抗生素时，患者往往会出现焦虑、甚至是恐惧心理。此时护理人员应重点了解患者的心理状态，评估因症状而造成的焦虑、恐惧的程度。同时，了解家属的态度。

5. 治疗原则　主要为抗生素药物治疗，必要时手术治疗。

（1）药物治疗：应用抗生素的原则：经验性、广谱、及时及个体化。根据细菌培养及药物敏感试验合理选用抗生素治疗。盆腔炎性疾病经抗生素积极治疗，绝大多数能彻底治愈。

由于急性盆腔炎的病原体多为需氧菌、厌氧菌及衣原体的，混合感染，需氧菌及厌氧菌又有革兰阴性及革兰阳性之分，因此，在抗生素的选择上多采用联合用药。常用的抗生素有第二代头孢菌素、第三代头孢菌素、氨基糖苷类、喹诺酮类及甲硝唑等。

（2）手术治疗：可根据情况选择开腹手术或腹腔镜手术。手术范围原则上以切除病灶为主，下列情况为手术指征。

1）药物治疗无效：盆腔脓肿形成，经药物治疗 48～72 小时，体温持续不降，患者中毒症状加重或包块增大者，应及时手术，以免发生脓肿破裂。

2）输卵管积脓或输卵管卵巢脓肿：经药物治疗病情有好转，继续控制炎症数日，肿块仍未消失但已局限化，应行手术切除，以免日后再次急性发作。

3）脓肿破裂：突然腹痛加剧，寒战、高热、恶心、呕吐、腹胀，检查腹部拒按或有中毒性休克表现，均应怀疑为脓肿破裂，需立即剖腹探查。

（3）支持疗法：患者应卧床休息。取半卧位，此卧位利用脓液积聚于直肠子宫陷凹而使炎症局限。高热量、高蛋白、高维生素流食或半流食饮食，注意补充水分，保持水电解质平衡，高热时可给予物理降温。

（4）中药治疗：主要为活血化瘀、清热解毒药物，如银翘解毒汤、安宫牛黄丸及紫血丹等。

## （六）护理诊断和医护合作性问题

1. 高热　与盆腔感染引起体温升高有关。

2. 下腹痛　与盆腔感染引起生殖器脓肿形成有关。

3. 营养失调：低于机体需要量　与高热、食欲缺乏、恶心、呕吐等症状有关。

4. 潜在的并发症：感染性休克　与未能及时应用有效抗生素致病情加重有关。

5. 知识缺乏　缺乏盆腔炎性疾病的相关知识及预防措施。

6. 恐惧　与盆腔炎性疾病症状重、持续时间长有关。

## （七）计划与实施

1. 预期目标　如下所述。

（1）患者体温升高时得到及时处理。

（2）经治疗患者下腹痛症状减轻甚至消失。

（3）患者体液平衡，未发生水、电解质紊乱。

（4）经积极抗感染治疗，患者未出现感染性休克等并发症。

（5）患者了解盆腔炎性疾病的相关知识，并掌握该病的预防措施。

（6）患者恐惧感消失，能够积极配合治疗。

2. 护理措施　如下所述。

（1）一般护理：卧床休息，半卧位有利于脓液积聚于直肠子宫陷凹而使炎症局限。给予高热量、高蛋白、高维生素流食或半流食，补充液体，注意纠正电解质紊乱及酸碱失衡，必要时少量输血，以增加身体抵抗力。尽量避免不必要的妇科检查，禁用阴道灌洗，以免引起炎症扩散，若有腹胀应行胃肠减压或肛管排气。腹痛时遵医嘱使用镇痛药。

（2）高热的护理：应每4小时测体温、脉搏、呼吸1次，体温超过39℃时应首先采用物理降温。根据患者全身状况，给予酒精或温水擦浴，也可用冰袋降温，若体温下降不明显，可按医嘱给药降温，如吲哚美辛（消炎痛）等。在降温过程中，患者大量出汗，可出现血压下降、脉快、四肢厥冷等虚脱症状，故应密切观察体温、脉搏、呼吸、血压，每0.5～1小时监测1次，同时应及时配合医生给予静脉输液或加快液体速度，必要时吸氧。应及时为患者更换被褥及衣物，鼓励其多饮水。

（3）使用抗生素期间，注意观察患者有无过敏反应或药物毒性反应，严格执行药物输入时间，以确保体内的药物浓度，维持药效。

（4）严格掌握产科、妇科手术指征，做好术前准备。进行妇科手术时严格无菌操作，术后做好护理，预防感染。

3. 健康宣教　如下所述。

（1）治疗盆腔炎性疾病时，患者应积极配合医生，按时按量应用抗生素药物，并注意用药后的反应，观察症状是否有减轻。

（2）治疗期间应停止工作和学习，卧床休息，并取半坐卧位，这样有利于健康的恢复。

（3）饮食上应高热量、高蛋白、高维生素流食或半流食，注意多喝水，特别是高热的患者应用退热药后，需及时补充水分和盐分，可口服淡盐水，以保持水电解质平衡。

（4）教会患者或家属进行物理降温的方法和注意事项。

（5）平时注意性生活卫生，减少性传播疾病，经期禁止性交。做好经期、孕期及产褥期的卫生。

（6）保持良好的心态，树立战胜疾病的信心，以积极的态度坚持治疗。

## （八）护理评价

患者全身、局部症状及阳性体征消失，身体康复，并了解盆腔炎性疾病的相关知识，并掌握防护措施，有良好的卫生习惯。在治疗期间，患者能够按时按量服用药物，未发生水电解质平衡紊乱及感染性休克等并发症。患者的心情恢复平静，能积极配合治疗，其家属在精神上能主动关心患者，生活上仔细照顾患者。

# 二、盆腔炎性疾病后遗症

## （一）概述

盆腔炎性后遗症是指盆腔炎性疾病的遗留病变，主要改变为组织破坏、广泛粘连、增生及瘢痕形成。

## （二）病理

输卵管卵巢炎及输卵管炎的遗留改变可造成输卵管阻塞及增粗；输卵管卵巢粘连形成输卵管卵巢肿块；输卵管伞端闭锁、浆液性渗出物聚集形成输卵管积水；输卵管积脓或输卵管卵巢脓肿的脓液吸收，被浆液性渗出物代替形成输卵管积水或输卵管卵巢囊肿。积水输卵管表面光滑，管壁甚薄，由于输卵管系膜不能随积水输卵管囊壁的增长扩大而相应延长，故积水输卵管向系膜侧弯曲，形似腊肠或呈曲颈的蒸馏瓶状，卷曲向后，可游离或与周围组织有膜样粘连。

盆腔结缔组织炎的改变为主韧带、骶韧带增生、变厚，若病变广泛，可使子宫固定。

## （三）护理评估

1. 健康史　了解患者患盆腔炎性疾病的时间、过程、治疗情况，以及近期的身体状况。

2. 临床表现　如下所述。

（1）慢性盆腔痛：盆腔炎性疾病后慢性炎症形成的粘连、瘢痕以及盆腔充血，常引起下腹部坠胀、疼痛及腰骶部酸痛，常在疲劳、性交后及月经前后加重。

（2）盆腔炎反复发作：由于盆腔炎性疾病后遗症造成的输卵管组织结构的破坏，局部防御功能减退，若患者仍有高危因素，可造成盆腔炎性疾病再次感染导致反复发作。

（3）不孕输卵管粘连阻塞可致患者不孕。盆腔炎性疾病后出现不孕发生率为 20%～30%。不孕的发生率与发作的次数有关，随着发作次数的增加，不孕的可能性增大。

（4）异位妊娠：盆腔炎后异位妊娠的发生率是正常女性的 8～10 倍，发生率随盆腔炎发作次数的增加而增大。

（5）体征：若为盆腔结缔组织病变，子宫常呈后倾后屈，活动受限或粘连固定，子宫一侧或两侧有片状增厚、压痛，宫骶韧带常增粗、变硬，有触痛。若为输卵管炎，则在子宫一侧或两侧触到呈索条状的增粗输卵管，并有轻度压痛。若为输卵管积水或输卵管卵巢囊肿，则在盆腔一侧或两侧触及囊性肿物，活动多受限。

3. 辅助检查　盆腔炎性疾病后遗症可进行腹腔镜及 B 超检查协助诊断。

4. 心理－社会评估　盆腔炎性疾病后遗症的患者往往精神负担较重，护理人员应重点关注患者对疾病的认识及态度，是否有消极情绪，特别是有无悲观失望的表现。还应了解家属和亲友对患者的态度，以帮助患者寻求支持。

5. 治疗原则　对盆腔炎性疾病后遗症尚无有效的治疗方法，重在预防。一般采用综合治疗，可缓解症状，增加受孕机会。

（1）物理疗法：温热能促进盆腔局部血液循环，改善组织营养状态，提高新陈代谢，以利炎症吸收和消退。常用的有短波、超短波、微波、激光、离子透入（可加入各种药物如青霉素、链霉素）等。

（2）中药治疗：慢性盆腔炎以湿热型居多，治疗以清热利湿，活血化瘀为主，方剂为丹参 18g、赤芍 15g、木香 12g、桃仁 9g、金银花 30g、蒲公英 30g、茯苓 12g、丹皮 9g、生地 9g，剧痛时加延胡索 9g。有些患者为寒凝气滞型，治则为温经散寒、行气活血，常用桂枝茯苓汤加减，气虚者加党参 15g、白术 9g、黄芪 15g，中药可口服或灌肠。

（3）其他药物治疗：应用抗炎药物的同时，也可采用糜蛋白酶 5mg 或透明质酸酶 1 500U 肌内注射，隔日 1 次，7～10 次为一疗程，以利粘连分解和炎症的吸收。个别患者局部或全身出现过敏反应时应停药。在某些情况下，抗生素与地塞米松同时应用，口服地塞米松 0.75mg，每日 3 次，停药前注意地塞米松应逐渐减量。

（4）手术治疗：有肿块如输卵管积水或输卵管卵巢囊肿应行手术治疗；存在小感染灶，反复引起炎症急性发作者也应手术治疗。手术以彻底治愈为原则，避免遗留病灶有再复发的机会，行单侧附件切除术或全子宫切除术加双侧附件切除术。对年轻妇女应尽量保留卵巢功能。

## （四）护理诊断和医护合作性问题

1. 舒适的改变　与腰骶部疼痛及下坠感有关。

2. 焦虑　与病程长，治疗效果不明显有关。

3. 知识缺乏　缺乏盆腔炎性疾病后遗症的相关知识。

## （五）计划与实施

1. 预期目标　如下所述。

（1）经治疗护理患者症状解除或减轻，舒适感增强。

（2）患者紧张焦虑的情绪得到缓解，树立了治疗疾病的信心。

（3）患者能够掌握有关治疗及防护措施。

2. 护理措施　如下所述。

（1）心理护理：对患者的心理问题进行疏导，解除患者思想顾虑，增强治疗的信心。

（2）指导患者适当加强锻炼，注意劳逸结合，提高机体抗病能力。

（3）指导患者按医嘱正确服药。

3. 健康指导　注意加强营养及饮食搭配，增加蛋白质及维生素的摄入，增加体力。其他见盆腔炎性疾病的相关章节。

### （六）护理评价

见盆腔炎性疾病的相关章节。

（吉静雅）

# 第六节　生殖器结核

## 一、概述

由结核杆菌引起的女性生殖器炎症称为生殖器结核，又称结核性盆腔炎，是由结核杆菌侵入人体引起的输卵管、子宫内膜、卵巢、盆腔腹膜及子宫颈等女性生殖器官的炎性病变。多发现于 20～40 岁妇女，也可见于绝经后的老年妇女。在生殖器结核中以输卵管结核最常见，约占女性生殖器结核的 90% 以上，其次为子宫内膜结核，其他类型发病较少。绝大多数生殖器结核为继发感染，常继发于肺结核、肠结核、腹膜结核、肠系膜淋巴结的结核病灶也可继发于骨结核或泌尿系统结核。原发女性生殖系统结核罕见。近年由于耐药结核、艾滋病的增加以及对结核病控制的松懈，生殖器结核的发病率有升高的趋势。

## 二、传染方式

生殖器结核是全身结核的一个表现，常继发于身体其他部位结核如肺结核、肠结核、腹膜结核、肠系膜淋巴结的结核病灶，亦可继发于淋巴结核、骨结核或泌尿系统结核。生殖器结核常见的传播途径有以下几种。

1. 血行传播　为最主要的传播途径。青春期正值生殖器官发育，血供丰富，结核分枝杆菌易借血行传播。结核分枝杆菌感染肺部后，大约 1 年内可感染内生殖器官，由于输卵管黏膜有利于结核分枝杆菌的潜伏感染，因此，其首先侵犯输卵管，然后依次扩散到子宫内膜及卵巢，侵犯宫颈、阴道或外阴者较少见。

2. 直接蔓延　腹膜结核、肠结核可直接蔓延到内生殖器官，引起生殖器结核。

3. 淋巴传播　较少见。消化道结核可通过淋巴管逆行传播感染内生殖器官。

4. 性交　极罕见。男性患泌尿道结核，通过性交传播，上行感染。

## 三、病理

1. 输卵管结核　约占女性生殖器结核的 90% 以上，多为双侧性，但双侧的病变程度有可能不同。输卵管增粗肥大，其伞端外翻如烟斗嘴状是输卵管结核的特有表现，也可表现为伞端封闭，管腔内充满干酪样物质，有的输卵管增粗，管壁内有结核结节，有的输卵管僵直变粗，峡部有多个结节隆起。输卵管管腔内发现干酪样物质，有助于与非结核性炎症鉴别。输卵管浆膜面可见粟粒结节，盆腔腹膜、肠管表面及卵巢表面也布满类似结节或并发腹水型结核性腹膜炎，输卵管常与其邻近器官如卵巢、子宫、肠管粘连。

2. 子宫内膜结核　常由输卵管结核蔓延而来，占生殖器结核的 50%～80%。半数输卵管结核患者同时有子宫内膜结核。早期结核病变出现在宫腔两侧角，子宫大小、形状无明显变化，随着病情进展，子宫内膜受到不同程度的破坏，最后代以瘢痕组织，可使宫腔粘连、变形、缩小。

3. 宫颈结核　较少见，常由子宫内膜结核蔓延而来或经淋巴或血循环传播，占生殖器结核的10%～20%。病变可表现为乳头状增生或溃疡，这时外观不易与宫颈癌区别。

4. 卵巢结核　亦由输卵管结核蔓延而来，占生殖器结核的20%～30%。由于卵巢有白膜包围，通常仅有卵巢周围炎，侵犯卵巢深层组织较少。但少部分卵巢结核由血循环传播的感染，可在卵巢深部形成结节及干酪样坏死性脓肿。

5. 盆腔腹膜结核　盆腔腹膜结核多合并输卵管结核。根据病变特征不同分为两型渗出型和粘连型。渗出型腹膜炎以渗出为主，特点为腹膜及盆腔脏器浆膜面布满无数大小不等的散在的灰黄色结节，渗出物为浆液性草黄色澄清液体，积聚于盆腔，有时因粘连可形成多个包裹性囊肿；粘连型腹膜炎以粘连为主，特点为腹膜增厚，与邻近脏器之间发生紧密粘连，粘连间的组织常发生干酪样坏死，易形成瘘管。

# 四、护理评估

## （一）健康史

了解患者既往有无肺结核病史，有无腹痛、腹泻等肠结核病史，有无低热、盗汗、乏力等结核病症状。同时应详细了解患者婚育情况，是否有月经稀少或闭经。

## （二）临床表现

生殖器结核的临床表现很不一致，不少患者可无症状，有的患者则症状较重。

1. 月经失调　早期因子宫内膜充血及溃疡，可有月经过多，晚期因子宫内膜因遭受不同程度破坏，可表现为月经稀少或闭经，多数患者就诊时已是晚期。

2. 下腹坠痛　由于盆腔炎症和粘连，可有不同程度的下腹坠痛，经期加重。

3. 全身症状　若为活动期，可有结核病的一般症状，如发热、盗汗、乏力、食欲缺乏、体重减轻等，有时仅有经期发热。但症状较重的患者，可表现为高热等全身中毒症状。

4. 不孕　由于输卵管黏膜破坏与粘连，常使管腔阻塞或由于输卵管周围粘连，有时管腔尚保持部分通畅，但黏膜纤毛被破坏，输卵管僵硬、蠕动受限，丧失其运输功能，也不能受孕，故临床上多数患者因不孕就诊。在原发性不孕患者中生殖器结核常为主要原因之一。

5. 全身及妇科检查　由于病变程度与范围不同而有较大差异，较多患者因不孕行诊断性刮宫、腹腔镜等检查时才发现患有生殖器结核，而无明显体征和其他自觉症状。较严重患者若有腹膜结核，检查时腹部有柔韧感或腹水征，形成包裹性积液时，可触及囊性肿块，边界不清，不活动，表面因有肠管粘连，叩诊空响。子宫一般发育较差，往往因周围有粘连使活动受限。若附件受累，在子宫两侧可触及大小不等及形状不规则的肿块，质硬、表面不平、呈结节或乳头状突起或可触及钙化结节。

## （三）辅助检查

1. 子宫内膜病理检查　子宫内膜病理检查是诊断子宫内膜结核最可靠的依据。由于月经前子宫内膜较厚，此时适于进行内膜病理检查。应于经前1周或月经来潮6小时内做刮宫术。在行刮宫术前3日及术后4日应每日肌注链霉素0.75g及口服异烟肼0.3g，以预防刮宫引起结核病灶扩散。由于子宫内膜结核多由输卵管蔓延而来，故刮宫时应注意刮取子宫角部内膜，并将全部刮出物送病理检查，在病理切片上找到典型结核结节，诊断即可成立，但阴性结果并不能排除结核的可能。如有条件时，可将刮出的组织或分泌物作结核菌培养。遇有子宫腔小而坚硬，无组织物刮出，结合临床病史及症状，也应考虑子宫内膜结核，并作进一步检查。若宫颈有结核可疑，做活组织检查，可明确诊断。

2. X线检查　如下所述。

（1）胸部X线拍片：必要时作消化道或泌尿系统X线检查，以便发现原发病灶。

（2）盆腔X线片：发现孤立的钙化点，提示曾有盆腔淋巴结核病灶。

（3）子宫输卵管碘油造影：可出现下列特征：①子宫腔呈不同形态和不同程度狭窄或畸形，边缘呈锯齿状。②输卵管腔有多个狭窄部分，呈典型串珠状或显示管腔细小而僵直。③在相当于盆腔淋巴结、输卵管、卵巢的部位有钙化灶。④若碘油进入子宫一侧或两侧的静脉丛，应考虑有子宫内膜结核的可能。子宫输卵管碘油造影对生殖器结核的诊断帮助较大，但也有可能将输卵管腔中的干酪样物质及结核菌带到腹腔，故造影前、后应使用链霉素及异烟肼等抗结核药物。

3. 腹腔镜检查　腹腔镜能直接观察盆腔情况，并可取腹腔液作结核菌培养或在病变处作活检。

4. 结核菌检查　若有条件，将月经血、刮出的子宫内膜或腹腔液做结核菌检查。可进行结核菌培养、抗酸染色找结核菌、动物接种或分子生物学方法，以确诊。

5. 结核菌试验　结核菌素试验阳性说明体内曾有结核分枝杆菌感染，若为强阳性说明目前仍有活动性病灶，但不能确定病灶部位，若为阴性一般情况下表示未有过结核分枝杆菌感染。

6. 其他　白细胞计数不高，分类中淋巴细胞可能增多，不同于一般化脓性盆腔炎，活动期血沉增快，但血沉正常不能除外结核病变。旧结核菌素试验若为阳性说明体内曾有结核感染；若为强阳性说明目前仍有活动性病灶，但不能说明病灶部位；若为阴性表示未有过结核感染。这些化验检查均非特异性，只能作为诊断的参考。

### （四）心理－社会评估

生殖器结核患者多无自觉症状，常因不孕来医院进行检查，最终发现患生殖器结核。因此，护理人员应特别要注意了解患者有无因不孕引起的悲观情绪。孕育新的生命对一个家庭来说是至关重要的事情，因此对生殖器结核患者来说，护理人员特别要评估和关注其家庭成员的情绪表现及态度。

### （五）治疗原则

采用抗结核药物治疗为主，休息营养为辅的治疗原则。

1. 抗结核药物治疗　抗结核治疗对女性生殖器结核的有效率达90%。药物治疗应遵循早期、联合、规律、适量、全程的原则。既往将链霉素、异烟肼、对氨基水杨酸钠作为一线基本药物，疗程长，需要1.5～2年。有的患者症状好转或消失即不愿再坚持而使治疗中断，复发时再行治疗往往产生耐药而影响疗效，近年采用利福平、异烟肼、乙胺丁醇、链霉素等抗结核药物联合治疗，可将疗程缩短为6～9个月，取得良好疗效。常用的抗结核药物有：利福平、异烟肼、链霉素、乙胺丁醇、吡嗪酰胺等。

2. 支持疗法　急性患者至少要休息3个月，慢性患者可从事学习和工作，但要注意劳逸结合，避免劳累，加强营养，适当参加锻炼，增强体质。

3. 手术治疗　生殖器结核也可用手术治疗。但为避免手术时感染扩散，手术前后应进行抗结核药物治疗。手术方法应根据患者病情、年龄、是否需要保留生育功能等因素决定。可考虑手术治疗的情况有：

（1）盆腔包块经药物治疗后缩小，但不能完全消退时，可手术治疗。

（2）抗结核药物治疗无效或治疗后反复复发的患者。

（3）盆腔结核形成较大的包块或较大的包裹性积液者。

（4）子宫内膜结核严重，内膜破坏广泛，药物治疗无效者。

## 五、护理诊断和医护合作性问题

1. 舒适的改变　与下腹坠痛及盗汗、乏力、发热等症状有关。

2. 焦虑　与不孕有关。

3. 知识缺乏　缺乏生殖器结核检查、预后、治疗方法及注意事项等相关知识。

## 六、计划与实施

### （一）预期目标

（1）经抗结核治疗患者下腹坠痛及结核感染相关症状减轻症状，舒适感增强。

（2）患者紧张焦虑的心情减轻。

（3）患者了解生殖器结核相关检查项目及治疗方法，并能够掌握用药方法及注意事项。

## （二）护理措施

1. 心理护理　生殖器结核的治疗是一个相对漫长的过程，尤其是合并不孕的患者，其同时需要进行多方面的检查，在这过程中患者往往表现出烦躁、失望、焦虑等多种负面情绪交织在一起的情况，特别是由于不孕而失去爱人关心和支持的女性，会出现重度的消极悲观情绪，此时护理人员一方面要鼓励患者倾诉自己的不良情绪，另一方面要积极向患者讲解与疾病及治疗相关的知识，帮助其树立治疗信心。同时做家属的工作，指导其关心和帮助患者的方法，共同争取早日痊愈。

2. 药物治疗的护理　抗结核药物治疗虽已缩短了疗程，但仍需要6~9个月的治疗，同时其应用的药物种类多，方法也各异。护理人员应根据患者用药的种类，讲清用药的名称、服用方法及时间、服药期间的注意事项。告知患者应严格按医嘱服药，不能擅自停药，同时注意药物不良反应，如应用链霉素的患者应注意有无眩晕、口麻、四肢麻木感、耳鸣等症状出现，如有应及时到医院就诊。

3. 日常护理　生殖器结核患者急性期至少应卧床休息3个月，每日保证8~12小时睡眠。慢性患者可以从事较轻的工作和学习任务，但要注意劳逸结合，适当参加体育锻炼，增强体质。

## （三）健康指导

1. 用药指导　认真仔细向患者讲解其所用药物的服药方法、时间、剂量及注意事项。

2. 饮食指导　宜食用营养丰富的高蛋白、高热量、含维生素饮食。结核患者膳食中还应特别注意钙和铁的补充。应多吃瘦肉、鱼、虾、蛋类及豆制品等。新鲜的蔬菜、水果、鱼虾、动物内脏和蛋类含有丰富的维生素，应搭配食用。总之，提倡食物多样，荤素搭配，做到色、香、味俱全，营养全面。

3. 预防措施　平时应注意锻炼身体，增强体质。按要求做好卡介苗的接种，积极防治肺结核、淋巴结结核和肠结核等。

# 七、护理评价

患者完成了各项检查并经正规的药物治疗后症状逐渐减轻。患者了解了生殖器结核的检查和治疗方法及预防措施，并掌握自己所用药物的名称、服药方法及时间，特别是掌握了服药的注意事项。

（吉静雅）

# 第五章

## 产科疾病护理

### 第一节　自然流产

妊娠不足 28 周，胎儿体重不足 1 000g 而终止者称为流产（abortion）。妊娠 12 周末前终止者称为早期流产，妊娠 13 周至不足 28 周终止者称为晚期流产。流产分为自然流产和人工流产。自然因素所致的流产称为自然流产（spontaneous abortion），应用药物或手术等人为因素终止妊娠者称为人工流产（artificial abortion）。自然流产的发生率占全部妊娠的 31%，其中早期流产占 80% 以上。本节仅阐述自然流产。

### 一、病因

导致流产的原因很多，主要有以下几个方面。

1. 胚胎因素　胚胎染色体异常是自然流产的最常见原因。在早期自然流产中有 50% ～60% 的妊娠产物存在染色体异常。夫妇任何一方有染色体异常均可传至子代，导致流产或反复流产。染色体异常包括数目异常和结构异常。

（1）染色体数目异常：如三体、X 单体、三倍体、四倍体等，其中以三体最常见，其次是 X 单体。

（2）染色体结构异常：如染色体易位、断裂、缺失等。染色体异常的胚胎多发生流产，很少继续发育成胎儿。若发生流产，排出物多为空囊或为已经退化的胚胎。即使少数存活，生后可能为畸形胎儿或有代谢及功能缺陷。

2. 母体因素　如下所述。

（1）全身性疾病：严重感染、高热可刺激子宫收缩引发流产；某些细菌和病毒毒素经胎盘进入胎儿血液循环，导致胎儿感染、死亡而发生流产；孕妇患心衰、严重贫血、高血压、慢性肾炎等疾病，均可影响胎盘循环而致胎儿缺氧，发生流产。

（2）生殖器官异常：先天性子宫畸形如双子宫、单角子宫、子宫纵隔等，子宫黏膜下肌瘤、较大的壁间肌瘤及宫腔粘连均可影响胚胎组织着床发育而导致流产。宫颈裂伤、宫颈内口松弛等机能不全也可导致胎膜破裂发生晚期自然流产。

（3）免疫功能异常：母体对胚胎的免疫耐受是胎儿在母体内生存的基础。母体妊娠后母儿双方免疫不适应，可胚胎或胎儿受到排斥而发生流产。此外，母儿血型不合、胎儿抗原、母体抗磷脂抗体过多、抗精子抗体等因素，也常导致早期流产。

（4）创伤刺激与不良习惯：妊娠期腹部或子宫受到撞击、挤压或尖锐物刺伤，以及过度的恐惧、忧伤、焦虑等情感创伤均可导致流产；过量吸烟、酗酒等不健康生活方式也与流产相关。

3. 胎盘因素　滋养细胞发育和功能异常是胚胎早期死亡的重要原因，此外，前置胎盘、胎盘早剥等可致胎盘血液循环障碍、胎儿死亡，从而发生流产。

4. 环境因素　砷、铅、甲醛、苯、氧化乙烯等化学物质的过多接触，高温、噪音以及放射线的过量暴露，均可直接或间接对胚胎或胎儿造成损害，导致流产。

## 二、病理

流产过程是妊娠产物逐渐与子宫壁剥离，直至排出子宫的过程。早期妊娠时，胎盘绒毛发育尚不成熟，与子宫蜕膜联系还不牢固，故妊娠 8 周前的流产，妊娠产物多数可以完全从子宫壁剥离而排出，出血不多。妊娠 8~12 周时，胎盘绒毛发育茂盛，与底蜕膜联系较牢固，若此时发生流产，妊娠产物往往不易完全剥离排出，常有部分组织残留宫腔内影响子宫收缩，出血较多。妊娠 12 周后，胎盘已完全形成，流产时往往先有腹痛，然后排出胎儿、胎盘。有时由于底蜕膜反复出血，凝固血块包绕胎块，形成血样胎块稽留于宫腔内，血红蛋白因逐渐被吸收，形成肉样胎块，或纤维化与子宫壁粘连。偶有胎儿被挤压，形成纸样胎儿，或钙化形成石胎。

## 三、临床表现

主要表现为停经及停经后阴道流血和腹痛。

1. 停经　大部分自然流产患者都有明显的停经史、早孕反应。但是，早期流产时发生的阴道流血有时候难以与月经异常鉴别，因此常无明显的停经史，要结合其他病史及 hCG、超声等做出明确诊断。

2. 阴道流血和腹痛　早期流产时常先出现阴道流血，后又腹痛，而且全程均有阴道流血。晚期流产的临床过程与早产及足月产相似，表现为先出现腹痛，经过阵发性子宫收缩，排出胎儿及胎盘，后出现阴道流血。

## 四、临床类型及治疗原则

自然流产的临床过程简示如下（图 5-1）。

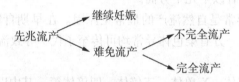

图 5-1　自然流产的临床过程

1. 先兆流产（threatened abortion）　如下所述。

（1）临床表现：停经后先出现少量阴道流血，少于月经量，继之常出现阵发性下腹痛或腰坠痛。妇科检查：宫颈口未开，胎膜未破，妊娠产物未排出，子宫大小与停经周数相符。经休息及治疗后，若阴道流血停止或腹痛消失，可继续妊娠；若阴道流血量增多或下腹痛加剧，则可发展为难免流产。

（2）治疗原则：卧床休息，禁忌性生活。对精神紧张者，可给予少量对胎儿无害的镇静剂。对黄体功能不足的患者，可遵医嘱给予黄体酮保胎治疗。甲状腺功能低下者可口服小剂量甲状腺片。治疗期间，需要观察患者症状及检验结果变化，必要时进行超声检查明确胎儿发育情况，避免盲目保胎。

2. 难免流产（inevitable abortion）　如下所述。

（1）临床表现：由先兆流产发展而来，指流产已不可避免。表现为阴道流血量增多，阵发性下腹痛加重或出现阴道流液（胎膜破裂）。妇科检查：宫颈口已扩张，有时可见胚胎组织或胎囊堵塞于宫颈口内，子宫大小与停经周数相符或略小。此时宫缩逐渐加剧，继续进展妊娠组织可能部分或完全排出，发展为不完全或完全流产。

（2）治疗原则：一旦确诊，应尽早使胚胎及胎盘组织完全排出，以防止出血和感染。阴道流血过多者，完善化验检查，必要时输血、输液、抗休克治疗，出血时间较长者，应给予抗生素预防感染。

3. 不全流产（incomplete abortion）　如下所述。

（1）临床表现：由难免流产发展而来，指妊娠产物已部分排出体外，尚有部分残留于宫腔内。由于宫腔内残留部分妊娠产物，影响子宫收缩，致使子宫出血持续不止，甚至因流血过多而发生失血性休克。妇科检查：宫颈口已扩张，不断有血液自宫颈口流出，有时尚可见胎盘组织堵塞于宫颈口或部分妊娠产物已排出于阴道内，部分仍留在宫腔内，子宫小于停经周数。

（2）治疗原则：一经确诊，应在输液、输血条件下尽快行刮宫术或钳刮术，使宫腔内残留的胚胎或胎盘组织完全排出。

4. 完全流产（complete abottion）　如下所述。

（1）临床表现：指妊娠产物已全部排出，阴道流血逐渐停止，腹痛逐渐消失。妇科检查：宫颈口已经关闭，子宫接近正常大小。

（2）治疗原则：如没有感染征象，一般不需要处理。可行超声检查，明确宫腔内有无残留。

5. 稽留流产（missed abortion）　如下所述。

（1）指胚胎或胎儿已死亡滞留在宫腔内尚未自然排出者，又称过期流产，胚胎或胎儿死亡后子宫不再增大反而缩小，早孕反应消失。若已至中期妊娠，孕妇腹部不见增大，胎动消失。妇科检查：宫颈口未开，子宫较停经周数小，质地不软，未闻及胎心。

（2）治疗原则：及时促使胎儿及胎盘排出，以防止死亡的胎儿及胎盘组织在宫腔内稽留过久，而导致严重凝血功能障碍及 DIC，引发严重出血。处理前应检查血常规、出凝血时间、血小板计数等，并做好输血准备。

6. 复发性流产（recurrent spontaneous abortion，RSA）　如下所述。

（1）指同一性伴侣连续发生 3 次及 3 次以上的自然流产。近年来有学者认为连续 2 次自然流产称为复发性自然流产。患者每次流产多发生在同一妊娠月份，临床经过与一般流产相同。早期流产的常见原因为胚胎染色体异常、黄体功能不足、甲状腺功能低下等。晚期流的常见原因为子宫肌瘤、子宫畸形、宫腔粘连、宫颈内口松弛等。

（2）治疗原则：以预防为主，男女双方在受孕前应进行详细检查。

7. 感染性流产（infection abortion）　流产过程中，若阴道流血时间过长、有组织残留于宫腔内或非法堕胎等，有可能引起宫腔内感染，严重时感染可扩展到盆腔、腹腔乃至全身，并发盆腔炎、腹膜炎、败血症及感染性休克等，常为厌氧菌及需氧菌混合感染。

# 五、护理评估

1. 健康史　停经、阴道流血和腹痛是自然流产孕妇的主要症状。护士需要详细询问孕妇的停经史以及早孕反应情况；阴道流血的持续时间与阴道流血量；有无腹痛及腹痛的部位、性质和程度。此外，还需要了解有无阴道水样排液，排液的量、色、有无臭味，以及有无妊娠产物排出等。对于既往史，需要全面了解孕妇在妊娠期间有无全身性疾病、生殖器官疾病、内分泌功能失调以及有无接触有害物质等，以识别发生自然流产的诱因。

2. 身心状况　流产孕妇可因出血过多而出现失血性休克，或因出血时间过长、宫腔内有组织残留而发生感染，因此，护士需要全面评估孕妇的各项生命体征，以判断流产的不同类型，尤其注意与贫血和感染相关的征象。

流产孕妇的心理状况常表现为焦虑和恐惧。孕妇对阴道流血常常会不知所措，甚至将其过度严重化。同时胚胎和胎儿的健康也直接影响孕妇的情绪，孕妇可能表现为伤心、郁闷、烦躁不安等。

3. 相关检查　如下所述。

（1）妇科检查：需要在消毒条件下进行妇科检查，以进一步了解宫颈口是否扩张，羊膜是否破裂，有无妊娠产物堵塞于宫颈口；子宫大小与停经周数是否相符，有无压痛等，同时需要检查双侧附件有无肿块、增厚以及压痛等。

（2）实验室检查：连续动态检测血 β - hCG、孕激素以及 hPL 的变化，以利于妊娠诊断和预后判断。

（3）B 型超声检查：超声显像可显示有无胎囊、胎动、胎心音等，利于诊断和鉴别流产及其类型，指导正确处理。

## 六、护理诊断/合作性问题

1. 焦虑　与担心胎儿健康等因素相关。
2. 有感染的危险　与阴道流血时间过长、宫腔内有组织残留等因素相关。

## 七、护理目标

（1）先兆流产的孕妇能积极配合保胎措施，继续妊娠。
（2）出院时，护理对象无感染征象。

## 八、护理措施

对于不同类型的流产孕妇，治疗原则不同，其护理措施亦有差异。护士在全面评估孕妇身心状况的基础上，综合孕妇的病史、检查及诊断，明确治疗原则，认真执行医嘱，积极配合医师为流产孕妇进行诊治，并提供相应的护理措施。

1. 先兆流产孕妇的护理　先兆流产的孕妇需要卧床休息、禁止性生活、禁忌灌肠等，以减少各种刺激。护士除了为其提供生活护理外，常需要遵医嘱给予孕妇适量的镇静剂、孕激素等，随时评估孕妇的病情变化，如是否腹痛加重、阴道流血量增多等。同时，孕妇的情绪状态常会影响保胎效果，护士要注意观察孕妇的情绪变化，加强心理护理，稳定孕妇情绪，增强保胎信心。此外，护士需要向孕妇及家属讲明上述保胎措施的必要性，以取得孕妇及家属的理解和配合。

2. 妊娠不能再继续者的护理　护士要积极采取措施，及时做好终止妊娠的准备，积极协助医师完成手术过程，使妊娠产物完全排出子宫，同时要打开静脉通路，做好输液、输血准备。并严密监测孕妇的血压、脉搏、体温，观察面色、腹痛、阴道流血以及与休克有关的征象。有凝血功能异常者应予以及时纠正，然后再行引产或手术。

3. 预防感染　护士需监测患者的体温、血常规以及阴道流血，阴道分泌物的性质、颜色、气味等，严格执行无菌操作，加强会阴部护理。指导孕妇使用消毒会阴垫，保持会阴清洁，维持良好的卫生习惯。当护士发现感染征象后应及时报告医师，并按医嘱进行抗感染处理。此外，护士还应嘱患者流产后1个月返院复查，确定无禁忌证后，方可开始性生活。

4. 健康指导　患者常因失去胎儿，表现出伤心、悲哀等情绪反应。护士应给予同情和理解，帮助患者和家属接受现实，顺利度过悲伤期。同时，护士还应与孕妇及家属共同讨论此次流产的原因，并向他们讲解流产的相关知识，帮助他们为再次妊娠做好准备。有复发性流产史的孕妇在下一次妊娠确诊后应卧床休息，加强营养，禁止性生活，补充维生素 C、B、E 等，治疗期必须超过以往发生流产的妊娠月份。病因明确者，应积极接受对因治疗，如黄体功能不足者，按医嘱正确使用黄体酮治疗以预防流产；子宫畸形者需在妊娠前先行矫治手术，例如，宫颈内口松弛者应在未妊娠前做宫颈内口松弛修补术，如已妊娠，可在妊娠 14 ~ 16 周时行子宫内口缝扎术。

## 九、护理评价

（1）先兆流产孕妇配合保胎治疗，可继续妊娠。
（2）出院时，护理对象体温正常，血红蛋白及白细胞数正常，无出血、感染征象。

（沈　慧）

# 第二节　异位妊娠

正常妊娠时，受精卵着床于子宫体腔内膜。受精卵在子宫体腔以外着床发育称为异位妊娠（ectopic pregnancy），习称宫外孕（extrauterine pregnancy），异位妊娠和宫外孕的含义稍有不同，异位妊娠包括输卵管妊娠、卵巢妊娠、宫颈妊娠、腹腔妊娠、阔韧带妊娠等；宫外孕则仅指子宫以外的妊娠，不包括宫颈妊娠。因此，异位妊娠的含义更为确切而科学。异位妊娠中最常见的是输卵管妊娠（占90%~95%）。本节主要阐述输卵管妊娠。

输卵管妊娠是妇产科常见的急腹症之一，当输卵管妊娠流产或破裂时，可出现严重的腹腔内出血，若不及时诊断和积极抢救，可危及患者生命。输卵管妊娠按其发生部位不同，分为间质部、峡部、壶腹部和伞部妊娠（图5-2）。其中，以壶腹部妊娠最常见，占75%~80%，其次为峡部，伞部及间部妊娠较少见。

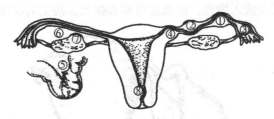

图5-2　异位妊娠的发生部位

①输卵管壶腹部妊娠；②输卵管峡部妊娠；③输卵管伞部妊娠；④输卵管间质部妊娠；⑤腹腔妊娠；⑥阔韧带妊娠；⑦卵巢妊娠；⑧宫颈妊娠

# 一、病因

1. 输卵管异常　如下所述。

（1）输卵管炎症：是输卵管妊娠的主要病因。包括输卵管黏膜炎和输卵管周围炎。慢性炎症可使输卵管腔黏膜皱襞粘连，管腔变窄；或输卵管与周围组织粘连，输卵管扭曲，管腔狭窄，管壁蠕动减弱，从而妨碍受精卵的顺利通过和运行。

（2）输卵管发育不良或功能异常：输卵管过长、肌层发育差、黏膜纤毛缺乏、双输卵管、憩室或有副伞等发育不良，可成为输卵管妊娠的原因。输卵管功能包括蠕动、纤毛活动以及上皮细胞的分泌，受女性雌、孕激素的调节，若调节失败，可干扰受精卵的正常运行。此外，精神因素可引起输卵管痉挛、蠕动异常，影响受精卵的正常运送。

（3）输卵管手术：曾患过输卵管妊娠的妇女，再次发生输卵管妊娠的可能性较大。由于原有的输卵管病变或手术操作的影响，不论何种手术（输卵管切除或保守性手术）后再次输卵管妊娠的发生率为10%~20%。

2. 受精卵游走　卵子在一侧输卵管受精，受精经宫腔（内游走）或腹腔（外游走）进入对侧输卵管，称为受精卵游走。受精卵由于移行时间过长，发育增大，即可在对侧输卵管内着床发育形成输卵管妊娠。

3. 辅助生殖技术　近年来，由于辅助生殖技术的应用，在使大多数的不孕女性受益的同时，输卵管妊娠的发生率也相应增加，如宫颈妊娠、卵巢妊娠以及腹腔妊娠的发生率增加。

4. 放置宫内节育器（IUD）　放置宫内节育器与输卵管妊娠发生的关系已引起国内外重视。随着IUD的广泛应用，输卵管妊娠的发生率增高，其原因可能是由于使用IUD后的输卵管炎症所致。但最近研究表明：IUD本身并不增加输卵管妊娠的发生率，但若IUD避孕失败而受孕时，则发生输卵管妊娠的机会较大。

5. 其他　子宫内膜异位症、内分泌失调、神经精神功能紊乱以及吸烟等可增加受精卵着床于输卵管的可能性。

# 二、病理

1. 输卵管妊娠结局　受精卵着床于输卵管时，由于输卵管管腔狭窄，管壁薄，蜕膜形成差，受精卵植入后，输卵管不能适应胚胎或胎儿的生长发育，因此，当输卵管妊娠发展到一定程度，即可发生以下结局。

（1）输卵管妊娠流产（tubal abortion）：多见于妊娠8～12周的输卵管壶腹部妊娠。受精卵着床、种植在输卵管黏膜皱襞内，由于输卵管妊娠时管壁蜕膜形成不完整，发育中的囊胚常向管腔突出，终于突破包膜而出血，囊胚与管壁分离（图5-3），若整个囊胚剥离掉入管腔并经输卵管逆蠕动经伞端排出到腹腔，形成输卵管完全流产，出血一般不多。若囊胚剥离不完整，妊娠产物部分排出到腹腔，部分尚附着于输卵管壁，则形成输卵管不全流产，滋养细胞继续生长侵蚀输卵管壁，导致反复出血，形成输卵管血肿或输卵管周围血肿。由于输卵管肌壁薄，收缩力差，不易止血，血液不断流出，积聚在直肠子宫陷窝形成盆腔血肿，量多时甚至流入腹腔，出现腹膜刺激症状，甚至引起休克。

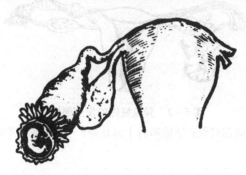

图5-3　输卵管妊娠流产

（2）输卵管妊娠破裂（rupture of tubal pregnancy）：多见于妊娠6周左右的输卵管峡部妊娠。受精卵着床于输卵管黏膜皱襞间，随着囊胚生长发育，绒毛向管壁方向侵蚀肌层及浆膜，最后穿透浆膜，形成输卵管妊娠破裂（图5-4）。由于输卵管肌层血管丰富，输卵管妊娠破裂所致的出血较输卵管妊娠流产严重，短期内可出现大量腹腔内出血，也可表现为反复出血，在盆腔或腹腔内形成血肿甚至发生休克，处理不及时可危及生命。

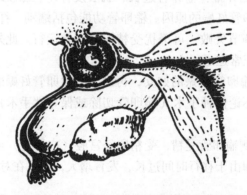

图5-4　输卵管妊娠破裂

输卵管间质部是自子宫角部延续而来，肌层较厚，血供丰富。输卵管间质部妊娠时，受精卵在此着床并发育，妊娠往往可持续至3～4个月破裂，一旦破裂，出血凶猛，症状极为严重。

（3）陈旧性异位妊娠：输卵管妊娠流产或破裂后，未及时治疗，或者出血逐渐停止，病情稳定，时间过久，胚胎死亡或被吸收。长期反复出血形成的盆腔血肿机化变硬，并与周围组织粘连，临床上称为"陈旧性宫外孕"。

（4）继发性腹腔妊娠：输卵管妊娠流产或破裂后，胚胎从输卵管排到腹腔或阔韧带内，由于失去营养，多数死亡，偶尔存活者，绒毛组织重新种植而获得营养，胚胎继续发育形成继发性腹腔妊娠。若破口在阔韧带内，可发展为阔韧带妊娠。

2. 子宫的变化　输卵管妊娠和正常妊娠一样，由滋养细胞产生hCG维持黄体生长，月经停止来潮，子宫血供增加，增大变软，但子宫增大与停经月份不相符。子宫内膜亦受滋养细胞产生的hCG影响而发生蜕膜反应，但蜕膜下海绵层及血管系统发育较差，当胚胎受损或死亡，滋养细胞活力下降或消失，蜕膜自宫壁剥离，组织学检查未见绒毛、无滋养细胞，此时hCG下降。输卵管妊娠时，子宫内膜有时可见高度分泌反应或 Arias Stella（A–S）反应。镜下可见 A–S 反应：腺上皮细胞增大，核深染，突入腺腔，胞质富含空泡。

## 三、临床表现

输卵管妊娠的临床表现与受精卵着床部位、有无流产或破裂、出血量多少以及出血时间长短等有关。

1. 停经　月经周期规律的女性，一般有 6~8 周的停经史，间质部妊娠停经时间可更长。部分患者月经延迟几日即出现阴道不规则流血时，常被误认为月经来潮，而无停经史主诉。有 20%~25% 的患者无明显停经史。

2. 腹痛　是输卵管妊娠患者就诊的主要症状，95% 以上输卵管妊娠患者以腹痛为主诉。输卵管妊娠流产或破裂前，患者多表现为一侧下腹部隐痛或酸胀感。当发生流产或破裂时，患者突感一侧下腹部撕裂样疼痛，常伴有恶心、呕吐。若血液积聚在直肠子宫陷凹，可出现肛门坠胀感（里急后重）；出血多时可流向全腹而引起全腹疼痛，刺激膈肌可引起肩胛放射性疼痛。腹痛可出现于阴道流血前或后，也可与阴道流血同时发生。

3. 阴道流血　胚胎死亡后，常有不规则阴道流血，暗红色，量少或淋漓不尽。部分患者阴道流血量较多，似月经量，约 50% 患者为大量阴道流血。阴道流血提示胚胎受损或已死亡，hCG 下降，卵巢黄体分泌的激素难以维持蜕膜生长而发生剥离出血，并伴有蜕膜碎片或管型排出。当输卵管妊娠病灶去除后，阴道流血方能停止。

4. 晕厥与休克　其严重程度与腹腔内出血速度及出血量成正比，与阴道出血量不成正比。由于腹腔内急性出血及剧烈腹痛，轻者出现晕厥，重者发生失血性休克。间质部妊娠一旦破裂，常因出血量多而发生严重休克。

5. 腹部包块　当输卵管妊娠流产或破裂所形成的血肿时间较久者，因血液凝固，逐渐机化变硬，并与周围组织或器官（如子宫、输卵管、卵巢、肠管或大网膜等）发生粘连形成包块，包块较大或位置较高者，可于腹部扪及。

## 四、治疗原则

治疗原则以手术治疗为主，其次为药物治疗。

1. 手术治疗　可行腹腔镜手术或开腹手术。根据患者情况，行患侧输卵管切除术或者保留患侧输卵管功能的保守性手术。严重内出血并发休克者，应在积极纠正休克、补充血容量的同时，迅速手术抢救。

2. 药物治疗　近年来用化疗药物甲氨蝶呤等方法治疗输卵管妊娠，已有成功的报道。治疗机制是抑制滋养细胞增生、破坏绒毛，使胚胎组织坏死、脱落、吸收。但在治疗中若有严重内出血征象，或疑有输卵管间质部妊娠，或胚胎继续生长时应及时进行手术治疗。根据中医辨证论治方法，合理运用中药，或用中西医结合的方法，对输卵管妊娠进行保守治疗也已取得显著成果。

## 五、护理评估

1. 健康史　仔细询问月经史，准确推断停经时间。注意不要因为月经仅过期几天而误认为不是停经；不要将不规则阴道流血而误认为末次月经。此外，对于不孕、盆腔炎、放置宫内节育器、绝育术、输卵管复通术等与发病相关的高危因素应予以高度重视。

2. 身心状况　输卵管妊娠流产或破裂前，症状和体征不明显。当患者腹腔内出血较多时可表现为贫血貌，重者可出现面色苍白，四肢湿冷，脉快、弱、细，血压下降等休克症状。下腹有明显压痛、反跳痛，尤以患侧为重，肌紧张不明显，叩诊有移动性浊音。血凝后下腹部可触及包块。体温多正常，出现休克时体温略低，腹腔内血液吸收时体温略升高，但一般不超过 38℃。

输卵管妊娠流产或破裂后，腹腔内急性大量出血、剧烈腹痛以及妊娠终止的现实都将使孕妇出现较为激烈的情绪反应，表现出哭泣、自责、无助、抑郁以及恐惧等行为。

3. 相关检查　包括以下几种。

（1）腹部检查：输卵管妊娠流产或破裂者，下腹部有明显压痛和反跳痛，尤以患侧为重，轻度肌紧张；出血多时，叩诊有移动性浊音；出血时间较长时，形成凝血块，可在下腹部触及软性肿块。

（2）盆腔检查：输卵管妊娠流产或破裂者，除子宫略大较软外，仔细检查仅可能触及增粗的输卵管伴轻度压痛。输卵管妊娠流产或破裂者，阴道后穹隆饱满，明显触痛。将宫颈轻轻上抬或者左右摇动时引起下腹剧烈疼痛，称为宫颈举摆痛，是输卵管妊娠的重要体征之一。腹腔内出血多时检查子宫呈漂浮感。

（3）阴道后穹隆穿刺：是一种简单可靠的诊断方法，适用于疑有腹腔内出血的患者。由于腹腔内血液最易积聚于子宫直肠陷凹，即使血量不多，也能经阴道后穹隆穿刺抽出。用长针头自阴道后穹隆刺入子宫直肠陷凹，抽出暗红色不凝血为阳性，如抽出血液较红，放置10分钟内凝固，表明误入血管。若无内出血、内出血量少、血肿位置较高或者子宫直肠陷凹有粘连时，可能抽不出血液，因此，后穹隆穿刺阴性不能排除输卵管妊娠存在。如有移动性浊音，可做腹腔穿刺。

（4）妊娠试验：放射免疫法检测血中β-hCG，尤其是动态观察血β-hCG的变化对异位妊娠的诊断极为重要。此方法灵敏度高，测出异位妊娠的阳性率一般可达80%~90%，但β-hCG阴性者仍不能完全排除异位妊娠。

（5）超声检查：B型超声显像有助于异位妊娠的诊断。阴道B型超声检查较腹部B型超声检查准确性高。早期输卵管妊娠的诊断，仅凭B型超声显像有时可能误诊。若能结合临床表现和β-hCG测定等，对诊断的帮助很大。

（6）腹腔镜检查：适用于输卵管妊娠尚未流产或破裂的早期患者及诊断困难的患者。腹腔内大量出血或伴有休克者，禁做腹腔镜检查。早期异位妊娠患者，腹腔镜可见一侧输卵管肿大，表面紫蓝色，腹腔内无出血或仅有少量出血。

（7）子宫内膜病理检查：目前此方法的临床应用明显减少，主要适用于阴道流血量较多的患者，目的在于排除同时合并宫内妊娠流产。将宫腔排出物或刮出物送检病理检查，切片中见到绒毛，可诊断为宫内妊娠，仅见蜕膜未见绒毛者有助于异位妊娠诊断。

# 六、护理诊断/合作性问题

1. 恐惧　与担心手术失败有关。
2. 潜在并发症　出血性休克。

# 七、护理目标

（1）患者休克症状得以及时发现并缓解。
（2）患者能以正常心态接受此次妊娠失败的现实。

# 八、护理措施

1. 接受手术治疗患者的护理　对于接受手术治疗的患者要做到以下几点。

（1）积极做好术前准备：腹腔镜手术是近年来治疗输卵管妊娠的主要方法，多数输卵管妊娠可在腹腔镜直视下，穿刺输卵管的妊娠囊吸出部分囊液或者切开输卵管吸出胚胎，并注入药物；也可以行输卵管切除术。护士在严密监测患者生命体征的同时，积极配合医师纠正患者休克症状，做好术前准备。对于严重内出血并出现休克的患者，护士应立即开放静脉，交叉配血，做好输血、输液准备，以便配合医师积极纠正休克、补充血容量，并按急诊手术要求迅速做好术前准备。

（2）提供心理支持：术前，护士需简洁明了地向患者和家属讲明手术的必要性，并以亲切的态度和切实的行动获得患者及家属的信任，同时，保持周围环境安静、有序，减少和消除患者的紧张、恐惧心理，协助患者接受手术治疗方案。术后，护士应帮助患者以正常的心态接受此次妊娠失败的现实，并向患者讲述输卵管妊娠的相关知识，既可以减少因害怕输卵管妊娠再次发生而抵触妊娠的不良情绪，也可以增加和提高患者的自我保健意识。

2. 接受非手术治疗患者的护理 对于接受非手术治疗方案的患者，护士应从以下几个方面加强护理。

（1）严密观察病情：护士应密切观察患者的一般情况、生命体征，重视患者的主诉，尤应注意阴道流血量与腹腔内出血量不成比例，当阴道流血量少时，不要误认为腹腔内出血量亦很少。护士应告诉患者病情发展的一些指征，如出血增多、腹痛加剧、肛门坠胀感明显等，以便当患者病情发展时，医患均能及时发现，并给予相应的处理。

（2）加强化学药物治疗的护理：化疗一般采用全身用药，也可采用局部用药。用药期间，需要β-hCG测定和B型超声进行严密监护，并注意观察患者的病情变化及药物的毒副反应。常用药物有甲氨蝶呤。其治疗机制是抑制滋养细胞增生、破坏绒毛，从而使胚胎组织坏死、脱落、吸收。不良反应小，可表现为消化道反应，骨髓抑制以白细胞下降为主，有时可出现轻微肝功能异常、药物性皮疹、脱发等，但大部分反应是可逆的。

（3）指导患者休息与饮食：患者需卧床休息，避免增加腹压，从而减少输卵管妊娠破裂的机会。在患者卧床期间，护士需要提供相应的生活护理。此外，护士还需要指导患者摄取足够的营养物质，尤其是富含铁蛋白的食物，如鱼肉、动物肝脏、豆类、绿叶蔬菜及黑木耳等，可促进血红蛋白的增加，增强患者的抵抗力。

（4）监测治疗效果：护士应协助患者正确留取血液标本，以监测治疗效果。

3. 出院指导 输卵管妊娠的预后在于防止输卵管的损伤和感染，因此护士需做好妇女的健康指导工作，以防止盆腔感染的发生。教育患者保持良好的卫生习惯，勤洗浴、勤换衣，稳定性伴侣。发生盆腔炎后须立即彻底治疗，以免延误病情。此外，由于输卵管妊娠约有10%的再发生率和50%~60%的不孕率。因此，护士需要告诫患者下次妊娠时要及时就医，同时不要轻易终止妊娠。

## 九、护理评价

（1）患者的休克症状得以及时发现并纠正。
（2）患者消除了恐惧心理，愿意接受手术治疗。

（沈 慧）

# 第三节 早 产

早产（preterm labor，PTL）是指妊娠满28周至不足37周（196~258日）间分娩者。此时娩出的新生儿叫早产儿，体重多小于2 500g，各器官发育尚不成熟。据统计，约70%的围产儿死亡是由于早产，而且，早产儿中约有15%于新生儿期死亡。因此，防止早产是降低围生儿死亡率的重要措施之一。

## 一、病因

1. 孕妇因素 包括以下几点。
（1）孕妇合并急性或慢性疾病：如病毒性肝炎、急性肾盂肾炎、急性阑尾炎、严重贫血、慢性肾炎、妊娠高血压综合征、心脏病、性传播疾病等。
（2）子宫畸形：包括双子宫、双角子宫及纵隔子宫等；宫颈内口松弛与子宫肌瘤也易发生早产。
（3）其他：孕妇吸烟、酗酒或者精神受到刺激以及承受巨大压力时可引发早产。
2. 胎儿、胎盘因素 双胎妊娠、羊水过多、胎膜早破、宫内感染、胎盘功能不全、母儿血型不合、前置胎盘及胎盘早剥等均可致早产。其中，胎膜早破、绒毛膜羊膜炎最常见，占早产的30%~40%。

## 二、临床表现

早产的临床表现主要是妊娠28周后37周前出现子宫收缩。最初为不规律宫缩，并常伴有少许阴道血性分泌物或阴道流血，以后逐渐发展为规律宫缩，与足月临产相似，宫颈管消失，宫口扩张。

## 三、治疗原则

若胎儿存活，无胎儿窘迫、胎膜未破，应设法通过休息和药物治疗，抑制宫缩，尽可能使妊娠继续维持至足月。若胎膜已破，早产已不可避免时，应尽可能地预防新生儿并发症，以尽力提高早产儿的存活率。

## 四、护理评估

1. 健康史　详细评估可致早产的高危因素，如孕妇既往有流产、早产史或者本次妊娠有阴道流血，则发生早产的可能性大。同时，应详细询问并记录患者既往出现的症状以及接受治疗的情况。

2. 身心状况　妊娠满 28 周后至不足 37 周前，出现明显的规律宫缩（至少每 10 分钟一次），且伴有宫颈管缩短，即可诊断为先兆早产。如果妊娠 28~37 周间，出现 20 分钟 ≥4 次且每次持续 ≥30 秒的规律宫缩，且伴随宫颈管缩短 ≥75%，宫颈进行性扩张 2cm 以上者，即可诊断为早产临产。

早产已不可避免时，孕妇常会不自觉地把一些相关的事情与早产联系起来而产生自责感；同时，由于怀孕结果的不可预知，恐惧、焦虑、猜疑也是早产孕妇常见的情绪反应。

3. 相关检查　通过全身检查及产科检查，结合阴道分泌物检测，核实孕周，评估胎儿成熟度和胎方位等；密切观察产程进展，确定早产进程。

## 五、护理诊断/合作性问题

1. 有新生儿受伤的危险　与产儿发育不成熟有关。
2. 焦虑　与担心早产儿预后有关。

## 六、护理目标

（1）患者能平静地面对事实，接受治疗及护理。
（2）新生儿不存在因护理不当而发生的并发症。

## 七、护理措施

1. 预防早产　孕妇良好的身心状况可降低早产的发生，突然的精神创伤也可引发早产，因此，需做好孕期保健工作、指导孕妇增加营养，保持平静的心情。避免诱发宫缩的活动，如性生活、抬举重物等。高危孕妇需多卧床休息，以左侧卧位为宜，以增加子宫血液循环，改善胎儿供氧，且慎做肛查和阴道检查等。同时，积极治疗并发症，宫颈内口松弛者应于孕 14~16 周作子宫内口缝合术，以防止早产的发生。

2. 药物治疗的护理　先兆早产的主要治疗措施是抑制宫缩，与此同时，还需要积极控制感染、治疗合并症和并发症。护理人员应能明确具体药物的作用和用法，并且能够识别药物的不良反应，以避免毒性作用的发生，同时，还应对患者做相应的健康教育。

常用抑制宫缩的药物有以下几类。

（1）β - 肾上腺素受体激动剂：其作用为激动子宫平滑肌中的 β 受体，从而抑制子宫收缩，减少子宫活动而延长孕期。不良反应为母儿双方心率加快，孕妇血压下降、血糖升高、血钾降低、恶心、出汗、头痛等。目前常用药物有：利托君（ritodrine）、沙丁胺醇（salbutamol）等。

（2）硫酸镁：其作用为镁离子直接作用于子宫肌细胞，拮抗钙离子对子宫收缩的活性，从而抑制子宫收缩。常用方法：首次剂量为 5g，加入 25% 葡萄糖液 20mL 中，在 5~10 分钟内缓慢注入静脉（或稀释后半小时内静脉滴入），以后以每小时 2g 的速度静脉滴注，宫缩抑制后继续维持 4~6h 后改为每小时 1g，直到宫缩停止后 12h。使用硫酸镁时，应密切观察患者有无中毒迹象。

（3）钙通道阻滞剂：其作用为阻滞钙离子进入肌细胞，从而抑制子宫收缩。常用药物为硝苯地平

10mg，舌下含服，每 6～8h 一次。也可以首次负荷量给予 30mg 口服，根据宫缩情况再以 10～20mg 口服。用药时必须密切观察孕妇心率和血压变化，对已用硫酸镁者需慎用，以防血压急剧下降。

（4）前列腺素合成酶抑制剂：前列腺素有刺激子宫收缩和软化宫颈的作用，其抑制剂可减少前列腺素合成，从而抑制子宫收缩。常用药物有：吲哚美辛、阿司匹林等。同时，此类药物可通过胎盘抑制胎儿前列腺素的合成与释放，使胎儿体内前列腺素减少，而前列腺素有维持胎儿动脉导管开放的作用，缺乏时导管可能过早关闭而导致胎儿血液循环障碍，因此，临床较少应用。必要时仅在孕 34 周前短期（1 周内）选用。

3. 预防新生儿并发症的发生　在保胎过程中，应每日行胎心监护，并教会患者自数胎动，有异常情况时及时采取应对措施。对妊娠 35 周前的早产者，应在分娩前按医嘱给予孕妇糖皮质激素，如地塞米松、倍他米松等，以促进胎肺成熟，明显降低新生儿呼吸窘迫综合征的发病率。

4. 为分娩做准备　如早产已不可避免，应尽早决定合理的分娩方式，如臀位、横位，估计胎儿成熟度低，且产程又需较长时间者，可选用剖宫产术结束分娩；经阴道分娩者，应考虑使用产钳和会阴切开术以缩短产程，从而减少分娩过程中对胎头的压迫。同时，要充分做好早产儿保暖和复苏的准备，临产后慎用镇静剂，避免发生新生儿呼吸抑制的情况；产程中应给予孕妇吸氧；新生儿出生后，须立即结扎脐带，以防止过多母血进入胎儿血液循造成循环系统负荷过重。

5. 为孕妇提供心理支持　护士可安排时间与孕妇进行开放式的讨论，让患者充分了解早产的发生并非她的过错，有时甚至是无缘由的。同时，也要避免为减轻孕妇的负疚感而给予过于乐观的保证。由于早产是出乎意料的，孕妇多没有精神和物质准备，对产程中的孤独感、无助感尤为敏感，此时，丈夫、家人和护士在身旁提供支持较足月分娩更显重要，并能帮助孕妇重建自尊，以良好的心态承担早产儿母亲的角色。

## 八、护理评价

（1）患者能积极配合医护措施。
（2）母婴顺利经历全过程。

（张艳梅）

## 第四节　过期妊娠

平时月经周期规律，妊娠达到或超过 42 周（≥294 日）尚未分娩者，称为过期妊娠（post term pregnancy）。其发生率为 3%～15%。过期妊娠的胎儿围产病率和死亡率增高，并随妊娠过期时间的延长而增加。

## 一、病因

1. 雌孕激素比例失调　如内源性前列腺素和雌二醇分泌不足而黄体酮水平增高可抑制前列腺素和缩宫素，使子宫不收缩，延迟分娩发动。

2. 子宫收缩刺激反射减弱　头盆不称或胎位异常时，由于胎先露部对宫颈内口及子宫下段的刺激不强，反射性子宫收缩减少，易发生过期妊娠。

3. 胎儿畸形　无脑儿畸胎不合并羊水过多时，由于垂体缺如，不能产生足够促肾上腺皮质激素，使雌激素前身物质 16a - 羟基硫酸脱氢表雄酮分泌不足，雌激素形成减少，致使过期妊娠发生。

4. 遗传因素　缺乏胎盘硫酸酯酶，是一种罕见的伴性隐性遗传病，均见于怀男胎病例，胎儿胎盘单位无法将活性较弱的脱氢表雄酮转变为雌二醇及雌三醇，使分娩难以启动。

## 二、病理和临床表现

1. 胎盘、胎儿变化　如下所述。

（1）胎盘功能正常型：胎儿继续发育，体重增加成为巨大儿，颅骨钙化明显，胎头不易变形，从而导致经阴道分娩困难。

（2）胎盘功能减退型：胎盘外观有钙化和梗死，镜下见胎盘老化现象，使胎盘的物质交换与转运能力均下降，供给胎儿营养以及氧气不足，胎儿不再继续生长发育，导致胎儿成熟障碍、胎儿窘迫。

2. 羊水变化　随着妊娠周数的延长，羊水会越来越少，羊水粪染率也明显增高。

过期妊娠常因胎盘病理改变而发生胎儿窘迫或者巨大儿造成难产，导致围生儿死亡率以及新生儿窒息发生率增高，同时手术产率也增高。

## 三、治疗原则

尽量避免过期妊娠的发生。一旦确诊过期妊娠，应根据胎儿大小、胎盘功能、胎儿宫内安危、宫颈成熟情况等综合判断，选择恰当的分娩方式。

## 四、护理评估

1. 健康史　仔细核实妊娠周数，确定胎盘功能是否正常是关键。

2. 身心状况　包括以下几点。

（1）身体评估：胎盘功能正常型多无特殊表现；胎盘功能减退型可表现为胎动频繁或者减少、消失，孕妇体重不再增加或者减轻，宫高和腹围与妊娠周数不相符，胎心率异常。

（2）心理－社会状况：当超过预产期数日后仍无分娩先兆，孕妇和家属都会焦急，担心过期妊娠对胎儿不利，而表现出紧张情绪。

3. 相关检查　包括以下几种。

（1）B超检查：监测胎儿双顶径、股骨长度估计妊娠周数；观察胎动、胎儿肌张力、胎儿呼吸运动以及羊水量等。羊水暗区直径小于3cm，提示胎盘功能减退，小于2cm则提示胎儿危险。

（2）胎盘功能测定：雌三醇（$E_3$）含量小于10mg/24h，E/C比值小于10或者下降50%，血清游离雌三醇含量持续缓慢下降等，均应考虑为胎儿胎盘单位功能低下。

（3）胎儿电子监护仪检测：无刺激胎心率监护每周2次，多为无反应型；催产素激惹试验若出现晚期减速，提示胎儿缺氧。

## 五、护理诊断/合作性问题

1. 知识缺乏　缺乏过期妊娠危害性的相关知识。

2. 焦虑　与担心围生儿的安全有关。

3. 潜在并发症　胎儿窘迫、胎儿生长受限、巨大儿。

## 六、护理目标

（1）孕妇和家属了解过期妊娠对胎儿的影响。

（2）住院期间不发生胎儿和新生儿损伤。

（3）孕妇的焦虑程度减轻。

## 七、护理措施

1. 一般护理　包括以下几点。

（1）休息：嘱孕妇取左侧卧位，吸氧。

（2）帮助复核孕周：仔细询问孕妇末次月经时间，引导其回忆本次妊娠的有关情况，协助医生重新认真复核孕周。

2. 加强监护胎儿情况 勤听胎心音，教会孕妇自测胎动，注意观察羊水的颜色、性状，必要时行胎儿电子监护，以便及时发现胎儿窘迫。

3. 检查的护理 告知孕妇及家属行各种胎盘功能检查的目的、方法、结果，协助孕妇完成各项胎盘功能检查，如按时抽血或留尿，护送患者做 B 超检查等。

4. 终止妊娠的护理 如下所述。

（1）剖宫产：引产失败者，胎盘功能减退，胎儿有宫内窘迫，羊水过少或者有产科指征，均应行剖宫产。

1）做好剖宫产的术前准备、术中配合及术后护理。

2）做好新生儿窒息的抢救准备。

（2）阴道分娩：胎盘功能及胎儿情况良好，无其他产科指征者，可在严密监护下经阴道分娩。

1）宫颈条件未成熟者，需遵医嘱给予促宫颈成熟的措施。如乳头按摩、宫缩剂静脉滴注、前列腺素制剂宫颈或者阴道给药等。

2）宫颈条件成熟者，可行人工破膜或者静滴缩宫素引产。破膜后应立即听胎心音、观察羊水颜色、性状、记录破膜时间；嘱产妇卧床休息，保持外阴清洁，必要时遵医嘱用抗生素预防感染。

3）产程中的护理：常规吸氧；严密观察胎心及产程进展，适时行胎心监护；如出现胎儿窘迫情况，若宫口已开全，行阴道手术助产；若宫口未开全，短时间内不能从阴道分娩者，需立即改行剖宫产；产后常规应用宫缩剂，预防产后出血；在新生儿出现第一次呼吸前及时彻底清除呼吸道分泌物及羊水，特别是粪染的羊水应尽力清除；新生儿按高危儿加强护理，密切观察，遵医嘱给予药物治疗。

5. 心理护理 妊娠过期后，孕妇或者家属有的担心胎儿安危，急于要求人工终止妊娠；有的认为"瓜熟才蒂落"而不愿接受人工终止妊娠。护士应仔细倾听她们的诉说，了解孕妇的心理活动，耐心向患者及家属介绍过期妊娠对母儿的不良影响，详细说明终止妊娠的必要性和方法，对她们提出的问题给予积极、明确、有效的答复，解除其思想顾虑，鼓励患者极配合治疗，适时终止妊娠，加强过期儿（高危儿）的护理。

# 八、护理评价

（1）患者能积极配合医护措施。

（2）母婴顺利经历全过程。

（3）产妇产后未出现焦虑。

（张艳梅）

# 第五节　双胎妊娠

## 一、概述

一次妊娠有两个胎儿时称为双胎妊娠。其发生率具有国家、地域以及种族差异性。我国统计双胎与单胎比为 1∶890。近年来，随着促排卵药物的应用和辅助生育技术的开展，双胎妊娠的发生率有增高趋势。双胎妊娠有家族史，胎次多、年龄大者发生的概率高，近年来有医源性原因，应用氯米酚与尿促性素（HMG）诱发排卵，双胎与多胎妊娠可高达 20% ~40%。另有学者报道在停止服用避孕药后 1 个月妊娠时，双胎比例增高，是由于此月人体分泌 FSH 增高的原因。

## 二、病因

1. 遗传 孕妇或其丈夫家族中有多胎妊娠史者，多胎的发生率增加。

2. 年龄和胎次 双胎发生率随着孕妇年龄增大而增加，尤其是 35 ~39 岁者最多。孕妇胎次越多，发生双胎妊娠的机会越多。

3. 药物 因不孕症而使用了促排卵药物，导致双胎妊娠的发生率增加。

# 三、病理生理

双胎胎盘中，脐带帆状附着发生率较普通胎盘高 9 倍，并并发前置血管，单脐动脉在双胎胎盘中发生率也较高，多发于单卵双胎的胎儿之一。另外，双胎胎盘之一可变成水泡状胎块。在胎盘变化上是供血胎儿胎盘体积大，苍白，镜下可见绒毛粗大、水肿，绒毛毛细血管小而不明显；但受血胎儿胎盘呈暗红色，多血，质较韧，镜下则见绒毛毛细血管普遍扩张充血。

# 四、护理评估

## （一）健康史

询问家族中有无多胎史，孕妇的年龄、胎次，孕前是否使用促排卵药。

## （二）临床表现及分型

1. 症状 妊娠早孕反应较重，子宫大于妊娠孕周，尤其是 24 周后尤为明显。因子宫增大明显，使横膈抬高，引起呼吸困难；胃部受压，孕妇自觉胀满、食欲缺乏，孕妇会感到极度疲劳和腰背部疼痛。孕妇自觉多处胎动，而非固定于某一处。

2. 体征 有下列情况应考虑双胎妊娠：①子宫比孕周大，羊水量也较多；②孕晚期触及多个小肢体，两胎头；③胎头较小，与子宫大小不成比例；④在不同部位听到两个频率不同的胎心，同时计数 1min，胎心率相差 10 次以上，或两胎心音之间隔有无音区；⑤孕中晚期体重增加过快，不能用水肿及肥胖解释者。过度增大的子宫压迫下腔静脉，常引起下肢水肿、静脉曲张等。

3. 分型 包括以下几型。

（1）二卵双胎：二卵双胎可以是同一卵巢也可是两个卵巢同时排卵，此时的排卵可以是单卵泡排出两个成熟卵子，或者两个卵泡同时排出两个卵子，即由两个卵子分别同时受精而形成的双胎妊娠，约占双胎妊娠的 2/3。由于二卵双胎的基因不同，故胎儿的性别、血型、容貌等可以相同也可不同，两个受精卵可以形成各自独立的胎盘、胎囊，它们的发育可以紧靠与融合在一起，但两者间的血液循环并不相通，胎囊之间的中隔由两层羊膜及两层绒毛膜组成，有时两层绒毛膜可融合成一层。

（2）单卵双胎：单卵双胎即由一个卵子受精后经过细胞分裂而形成的双胎妊娠，约占双胎妊娠的 1/3。该方式所形成的受精卵其基因相同，胎儿性别、血型一致，且容貌相似。单卵双胎的每个胎儿均有 1 根脐带，其胎盘和胎囊则根据受精卵分裂时间不同而有所差异；两个胎儿常常共用同一胎盘，两个胎囊的间隔有两层羊膜，两者血液循环相通。约有 1/3 的单卵双胎的胎盘胎膜与双卵双胎相同，但血液循环仍相通。由于单卵双胎的胎盘循环是两个胎儿共用，故有时会出现一个胎儿发育良好，而另外一个发育欠佳，两者差异很大。

## （三）辅助检查

1. B 超检查 可以早期诊断双胎、畸胎，能提高双胎妊娠的孕期监护质量。B 超在孕 7~8 周时见到两个妊娠囊，孕 13 周后清楚显示两个胎头光环及各自拥有的脊柱、躯干、肢体等，B 超对中晚期的双胎诊断率几乎达 100%。

2. 多普勒胎心仪 孕 12 周后听到两个频率不同的胎心音。

## （四）心理 - 社会评估

双胎妊娠的孕妇在孕期必须适应两次角色转变，首先是接受妊娠，其次当被告知是双胎妊娠时，必须适应第二次角色转变，即成为两个孩子的母亲。双胎妊娠属于高危妊娠，孕妇既兴奋又常常担心母儿的安危，尤其是担心胎儿的存活率。

## （五）治疗原则

1. 妊娠期 及早对双胎妊娠做出诊断，并增加其产前评估次数，加强营养，注意休息，补充足够的营养物质以预防贫血和妊娠期高血压，防止早产、羊水过多等并发症的发生。必要时行引产术结束妊娠。

双胎妊娠引产指征：并发急性羊水过多，有压迫症状，孕妇腹部过度膨胀，呼吸困难，严重不适者；胎儿畸形，母亲有严重并发症，如子痫前期或子痫，不允许继续妊娠者；预产期已到尚未临产，胎盘功能减退者。

2. 分娩期　多数能经阴道分娩。产妇需有良好的体力，才能成功分娩，故保证产妇足够的食物摄入量及充足的睡眠十分重要。分娩过程中严密观察产程和胎心变化，如有宫缩乏力或产程延长时，应及时处理。当第一胎娩出后，立即断脐，助手扶正第二胎的胎位，使其保持纵产式，通常在 15~20min 完成第二胎的分娩。如第一胎娩出后 15min 仍无宫缩，则可行人工破膜加缩宫素静脉滴注以促进宫缩。若发现有脐带脱垂或怀疑胎盘早剥时，及时手术助产。如第一胎为臀位，第二胎为头位，要注意防止胎头交锁导致难产。

剖宫产指征：①异常胎先露，如第一胎儿为肩先露、臀先露或易发生胎头交锁和碰撞的胎位及单羊膜囊双胎、联体儿等；②脐带脱垂、胎盘早剥、前置胎盘、先兆子痫、子痫、胎膜早破、继发性宫缩乏力，经处理无效者；③第一个胎儿娩出后发现先兆子宫破裂，或宫颈痉挛，为抢救母婴生命；④胎儿窘迫，短时间内不能经阴道结束分娩者。

3. 产褥期　为防止产后出血，在第二胎娩出前肩时静脉推注麦角新碱及缩宫素 10U，同时腹部压沙袋，防止由于腹压骤减所致休克。

# 五、护理诊断和医护合作性问题

1. 舒适改变　与双胎或多胎引起的食欲下降、下肢水肿、静脉曲张、腰背痛有关。
2. 有受伤的危险　与双胎妊娠引起的早产有关。
3. 焦虑　与担心母儿的安危有关。
4. 潜在并发症　早产、脐带脱垂或胎盘早剥。

# 六、计划与实施

## （一）预期目标

（1）孕妇摄入足够的营养，保证母婴需要。
（2）孕妇及胎儿、新生儿的并发症被及时发现，保证母婴安全。

## （二）护理措施

1. 一般护理　如下所述。
（1）增加产前检查次数，每次监测宫高、腹围和体重。
（2）注意多休息，尤其是妊娠最后 2~3 个月，要求卧床休息，防止跌伤意外。最好采取左侧卧位，增加子宫、胎盘的血供，减少早产的机会。
（3）加强营养，尤其是注意补充铁、钙、叶酸等，以满足妊娠的需要。
2. 心理护理　帮助双胎妊娠孕妇完成两次角色转变，接受成为两个孩子母亲的事实。告之双胎妊娠虽属于高危妊娠，但孕妇不必过分担心母儿的安危，请孕妇保持心情愉快，积极配合治疗。指导家属准备双份新生儿用物。
3. 病情观察　双胎妊娠孕妇易并发妊娠期高血压、羊水过多、前置胎盘、贫血等并发症，因此，应加强病情观察，及时发现并处理。
4. 症状护理　双胎妊娠孕妇胃区受压致食欲缺乏，因此应鼓励孕妇少食多餐，满足孕期需要，必要时给予饮食指导，如增加铁、叶酸、维生素的供给。双胎妊娠孕妇腰背部疼痛比较明显，应注意休息，指导孕妇做骨盆倾斜运动，局部热敷等。采取措施预防静脉曲张的发生。

5. 治疗配合 如下所述。

（1）严密观察产程和胎心率变化，发现宫缩乏力或产程延长应及时处理。

（2）第一个胎儿娩出后立即断脐，协助扶正第二个胎儿的胎位，使保持纵产式，等待通常在20min左右，第二个胎儿自然娩出。如等待15min仍无宫缩，则可协助人工破膜或遵医嘱静脉滴注缩宫素促进宫缩。严密观察，及时发现脐带脱垂或胎盘早剥等并发症。

（3）为预防产后出血的发生，临产时应备血；胎儿娩出前需建立静脉通路；第二个胎儿娩出后应立即肌内注射或静脉滴注缩宫素；腹部放置沙袋，并以腹带裹紧腹部，防止腹压骤降引起休克。

（4）如系早产，产后应加强对早产儿的观察和护理。

### （三）健康指导

护士应指导孕妇注意休息，加强营养，注意阴道流血量和子宫复旧情况，防止产后出血。并指导产妇正确进行母乳喂养，选择有效的避孕措施。

## 七、护理评价

孕妇能主动与他人讨论两个孩子的将来并做好分娩的准备。孕产妇、胎儿或新生儿安全。

（曹军容）

# 第六节　前置胎盘

正常妊娠时，胎盘附着于子宫体部的后壁、前壁或侧壁。胎盘低位着床的三种结局：早期流产；向子宫底迁移；留在原位发展成前置胎盘。妊娠28周后，胎盘附着于子宫下段，甚至胎盘下缘达到或覆盖宫颈内口，其位置低于胎先露部，称为前置胎盘（placenta previa）。前置胎盘是妊娠晚期出血的主要原因之一，是妊娠期的严重并发症。其发生率国外报道为0.5%，国内报道为0.24%～1.57%。

## 一、病因

目前尚不清楚，可能与下述原因有关。

1. 子宫内膜病变与损伤 产褥感染、多产、上环、多次刮宫、剖宫产等，可引起子宫内膜炎，使子宫内膜缺损，血液供应不足，为了摄取足够营养，胎盘代偿性扩大面积，伸展到子宫下段，形成前置胎盘。

2. 胎盘异常 胎盘面积过大时，如多胎妊娠、巨大儿，常延伸至子宫下段甚至达到宫颈内口；有些患者存在副胎盘，多附着于子宫下段；膜状胎盘大且薄，经常扩展到子宫下段。

3. 受精卵滋养层发育迟缓 当受精卵抵达子宫腔时，其滋养层发育迟缓，尚未发育到能着床的阶段而继续下移着床于子宫下段，并在该处生长发育形成前置胎盘。

4. 宫腔形态异常 子宫肌瘤、子宫畸形，可改变宫腔形态，导致胎盘附着于子宫下段。

5. 其他 有学者提出吸烟、吸毒可影响子宫胎盘血供，胎盘为获取更多的氧供而扩大面积，增加了前置胎盘的危险性。

## 二、分类

根据胎盘下缘与子宫颈内口的关系，前置胎盘可以分为三类（图5-5）。

1. 完全性前置胎盘（complete placenta previa） 子宫颈内口完全被胎盘组织覆盖，又称中央性前置胎盘。

2. 部分性前置胎盘（partial placenta previa） 子宫颈内口部分被胎盘组织覆盖。

3. 边缘性前置胎盘（marginal placenta previa） 胎盘附着于子宫下段，甚至胎盘边缘达到子宫颈内口，但未超越子宫颈内口。

前置胎盘类型可因诊断时间不同而各异，胎盘下缘与子宫颈内口的关系可随宫颈管消失，宫颈内口扩张而发生改变。尤其是接近临产期，如临产前部分性前置胎盘，临产后成为边缘性前置胎盘。因此，需按处理前的最后一次检查结果确定类型。

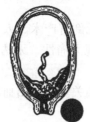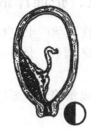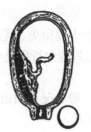

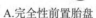

A.完全性前置胎盘　　B.部分性前置胎盘　　C.边缘性前置胎盘

图5-5　前置胎盘的类型

# 三、临床表现

1. 无痛性反复性阴道流血　前置胎盘的典型症状为妊娠晚期或临产时，发生无诱因、无痛性的反复性阴道流血。其出血原因是妊娠晚期子宫下段逐渐伸展拉长，颈管缩短，附着于子宫下段及宫颈部位的胎盘不能相应伸展而发生错位分离导致出血。初次流血量一般不多，偶尔亦有第一次就发生致命性大出血者。随着子宫下段不断伸展，出血往往反复发生，且出血量亦越来越多。

阴道流血发生时间的早晚、次数、出血量的多少与前置胎盘的类型有关。

（1）完全性前置胎盘：初次出血时间早，在妊娠28周左右，反复出血的次数频繁，量较多，甚至一次大量出血即可使患者陷入休克状态。

（2）部分性前置胎盘：出血介于完全性和边缘性前置胎盘之间。

（3）边缘性前置胎盘：初次出血发生较晚，多在妊娠37～40周或临产后，量较少。

2. 贫血、休克　反复多次或大量阴道流血，患者可出现贫血，贫血程度与阴道流血量成正比，出血严重者可发生休克，并导致胎儿缺氧、窘迫，甚至死亡。

3. 胎位异常　因胎盘附着于子宫下段，患者可表现为胎头高浮和胎位异常，约1/3为臀先露。

4. 其他　由于子宫下段肌组织菲薄，收缩力差，附着于该处的胎盘剥离后血窦不易闭合，故可诱发产后出血。此外，前置胎盘的胎盘剥离面接近宫颈外口，而且产妇多体质虚弱，细菌容易从阴道侵入胎盘剥离面，而引发感染。

# 四、治疗原则

前置胎盘的治疗原则是：抑制宫缩、制止出血、纠正贫血、预防感染。根据孕妇的阴道流血量、有无休克、妊娠周数、产次、胎位、胎儿是否存活，是否临产等综合分析，正确选择结束分娩的时间和方法。

1. 期待疗法　目的是在保证孕妇安全的前提下尽可能延长孕周，接近或达到足月，减少早产，提高围生儿存活率。适用于妊娠<34周、估计胎儿体重<2 000g、胎儿存活、阴道流血不多、一般情况良好的孕妇。患者需绝对卧床休息，禁忌性生活及阴道检查，血止后方可适量活动。一旦出现阴道流血，应住院治疗，密切监测阴道流血量及胎儿在宫内的情况。

2. 终止妊娠　如下所述。

（1）指征：孕妇反复多量出血甚至休克者，无论胎儿是否成熟，为了孕妇安全，需终止妊娠；胎龄达36周以上，胎儿成熟度检查提示胎儿肺成熟者；胎龄未达36周，出现胎儿窘迫；胎儿已死亡或发现难以存活的畸形。

（2）分娩方式：剖宫产是前置胎盘终止妊娠的主要方式，其优点是可短时间内结束分娩，对母儿相对安全。适用于完全性前置胎盘持续大量流血；部分性和边缘性前置胎盘出血多，胎龄达36周以上短时间内不能结束分娩者。阴道分娩适用于边缘性前置胎盘，枕先露，阴道流血不多，短时间能结束分娩者。护理目标在于保证孕妇能以最佳身心状态接受手术及分娩过程。

## 五、护理评估

1. 健康史　仔细询问个人健康史，尤其注意孕产史中有无剖宫产术、人工流产术及子宫内膜炎等前置胎盘的易发因素；妊娠过程中特别是孕 28 周后，是否出现无痛性、无诱因、反复阴道流血，详细记录具体经过及治疗情况。

2. 身心状况　患者的一般状况与阴道出血量的多少密切相关。大量出血时可表现为面色苍白、脉搏细速、血压下降等休克症状。

孕妇及其家属可因突然阴道流血而感到恐惧或焦虑，担心孕妇的健康和胎儿的安危，显得恐慌、紧张、手足无措等。

3. 相关检查　包括以下几种。

（1）产科检查：子宫大小与停经月份相符，胎方位清楚，胎先露高浮，胎心多正常，也可因孕妇失血过多导致胎心异常或消失。前置胎盘位于子宫下段前壁时，可于耻骨联合上方听到胎盘血管杂音。临产后检查，宫缩为阵发性，间歇期子宫肌完全放松。

（2）超声波检查：B 型超声可清楚显示胎盘与子宫颈的位置，并确定前置胎盘的类型，且可反复检查，准确性达95%以上，是目前诊断前置胎盘最安全、有效的首选方法。

（3）阴道检查：一般不主张应用。仅适用于终止妊娠前为明确诊断并决定分娩方式。必须在有输液、输血及手术的条件下方可进行。若诊断已明确或流血过多不应再做阴道检查。怀疑前置胎盘的个案，切忌肛查。

（4）产后检查胎盘及胎膜：前置部位胎盘可见陈旧性血块附着，呈黑紫色或暗红色，若其位于胎盘边缘，且胎膜破口距离胎盘边缘小于7cm，则为部分性前置胎盘。如行剖宫产术，术中可直接了解胎盘附着部位，明确诊断类型。

## 六、护理诊断/合作性问题

1. 有感染的危险　前置胎盘剥离面靠近子宫颈口，细菌易经阴道上行感染。
2. 潜在并发症　出血性休克。

## 七、护理目标

（1）接受期待疗法的孕妇，血红蛋白不再继续下降，胎龄达到或接近足月。
（2）产妇产后未发生产后出血和产褥感染。

## 八、护理措施

根据病情需要立即终止妊娠的孕妇，即应采取去枕侧卧位，开放静脉，交叉配血，做好输血、输液准备。在抢救休克的同时，按腹部手术患者的护理进行术前准备，做好母儿生命体征监护以及抢救准备工作。接受期待疗法的孕妇的护理如下。

1. 保证休息，减少刺激　孕妇需住院观察，绝对卧床休息，尤以左侧卧位为佳，每日定时间断吸氧，每日 3 次，每次 20~30 分钟，以提高胎儿血氧供应。此外，还应避免各种刺激，以减少出血机会。医护人员进行腹部检查时动作要轻柔，禁做阴道检查和肛查。

2. 纠正贫血　加强饮食营养指导，建议孕妇高蛋白饮食及食用富含铁的食物，如动物肝脏、绿叶蔬菜和豆类等，必要时给予口服硫酸亚铁、输血等措施，以纠正贫血，增强孕妇机体抵抗力，促进胎儿发育。

3. 监测生命体征，及时发现病情变化　密切观察并记录孕妇的生命体征及一般状况，阴道流血的量、色及流血时间，严密监测胎儿宫内状态，按医嘱及时完成相关的实验室检查，进行交叉配血备用，发现异常及时报告医师并积极配合处理。

4. 预防产后出血和感染 如下所述。

（1）产妇返回病房休息后，密切观察产妇的生命体征和阴道流血情况，发现异常及时报告医师处理，以防止或减少产后出血的发生。

（2）胎儿娩出后，及早使用宫缩剂，以预防产后大出血；对新生儿严格按照高危儿护理。

（3）及时更换会阴垫，以保持会阴部清洁、干燥。

5. 健康教育 护士需加强对孕妇的管理和宣教。指导围孕期女性避免吸烟、酗酒等不良行为，避免多次刮宫、引产或宫内感染，防止多产，减少子宫内膜损伤或子宫内膜炎。对于妊娠期出血，无论阴道流血量多少均应及时就医，做到及时诊断，正确处理。

## 九、护理评价

（1）接受期待疗法的孕妇，胎龄接近（或达到）足月时终止妊娠。

（2）产妇产后未出现产后出血和产褥感染。

（曹军容）

# 第七节 胎盘早剥

妊娠 20 周后或分娩期，正常位置的胎盘在胎儿娩出前，部分或全部从子宫壁剥离，称为胎盘早剥（placental abruption）。胎盘早剥是妊娠晚期的一种严重并发症，起病急、进展迅速，若处理不及时，可危及母儿生命。国内发生率 0.46%～2.1%，国外发生率 1%～2%。

## 一、病因

胎盘早剥的发病机制尚未完全阐明，其发病可能与以下因素有关。

1. 孕妇血管病变 胎盘早剥孕妇多并发妊娠期高血压疾病、慢性高血压、慢性肾脏疾病以及全身血管病变等。上述疾病可致底蜕膜螺旋小动脉痉挛或硬化，引起远端毛细血管缺血坏死以致破裂出血，形成血肿，导致该处胎盘与子宫壁剥离。

2. 机械性因素 外伤（特别是腹部直接受撞击）、行外倒转术矫正胎位时，可因血管破裂诱发胎盘早剥。脐带过短或绕颈、绕体等，在分娩过程中由于胎先露部下降牵拉脐带，导致胎盘早剥。

3. 子宫内压力突然下降 双胎妊娠的第一胎儿娩出过快或羊水过多破膜时羊水流出过快，可使宫腔内压力骤然降低，子宫突然收缩，导致胎盘自子宫壁剥离。

4. 子宫静脉压突然升高 见于妊娠晚期或临产后，孕妇长时间仰卧位时，巨大的子宫压迫下腔静脉，回心血量减少，血压下降，而子宫静脉压升高，导致蜕膜静脉瘀血或破裂，诱发部分或全部胎盘自子宫壁剥离。

5. 其他 如吸烟、吸毒、营养不良、子宫肌瘤（尤其是胎盘附着部位肌瘤）、胎膜早破、孕妇有血栓形成倾向等与胎盘早剥具有相关性。此外，有胎盘早剥史的患者再次妊娠发生胎盘早剥的可能性增加。

## 二、类型及病理生理

胎盘早剥的主要病理变化是底蜕膜出血，形成血肿，使胎盘自附着处剥离。可分为三种病理类型：显性、隐性、混合性剥离（图 5-6）。

1. 显性剥离（revealed abruption）或外出血 若底蜕膜出血少，剥离面小，血液很快凝固，临床多无症状；若底蜕膜出血增加，形成胎盘后血肿，使胎盘的剥离部分不断扩大，当血液冲开胎盘边缘，沿胎膜与子宫壁之间经宫颈管向外流出，即为显性剥离或外出血，大部分胎盘早剥属于这种类型。

2. 隐性剥离（concealed abruption）或内出血 血液在胎盘后形成血肿使剥离面逐渐增大，当血肿不断增大，胎盘边缘仍附着于子宫壁上，或胎头已固定于骨盆入口，使血液积存于胎盘与子宫壁之间不能外流，即为隐性剥离或内出血。

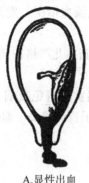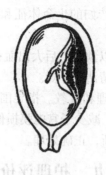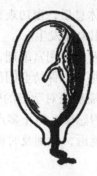

A.显性出血　　　　　　　B.隐性出血　　　　　　　C.混合性出血

**图5-6　胎盘早剥的分类**

3. 混合性出血（mixed hemorrhage）　当内出血过多时，胎盘后血肿内压力增加，血液可冲开胎盘边缘与胎膜，经宫颈管外流，形成混合性出血。偶有出血穿破羊膜而溢入羊水中，使羊水成为血性羊水。

胎盘早剥内出血严重时，可发生子宫胎盘卒中（uteroplacental apoplexy）。积聚于胎盘与子宫壁之间的血液，随血肿压力增大，血液浸入子宫肌层，引起肌纤维分离，甚至断裂、变性，当血液侵及子宫浆膜层时，子宫表面呈蓝紫色瘀斑，尤其在胎盘附着处更明显，称为子宫胎盘卒中。此时，由于肌纤维受血液浸渍，收缩力减弱，可出现宫缩乏力性产后出血。

严重的胎盘早剥可发生弥漫性血管内凝血（DIC）。从剥离处的胎盘绒毛和蜕膜中释放大量的组织凝血活酶，进入母体循环，激活凝血系统，发生弥漫性血管内凝血。

子宫胎盘卒中可致产后出血，合并DIC时，更易出现难以纠正的产后出血和急性肾衰。

# 三、临床表现

国内外对胎盘早剥的分类不同，目前多采用Sher（1985）分法，根据病情严重程度，分为3度：

Ⅰ度：胎盘剥离面通常不超过胎盘的1/3，以外出血为主，多见于分娩期。主要症状为阴道流血，多无腹痛或轻微腹痛，贫血体征不显著。腹部检查：子宫软，宫缩有间歇，腹部压痛不明显或仅局部轻压痛，子宫大小与妊娠周数相符，胎位清楚，胎心率多正常，有时症状与体征均不明显，只在产后检查胎盘时，见胎盘母体面有凝血块及压迹，发现胎盘早剥。

Ⅱ度：胎盘剥离面约为胎盘的1/3，常为内出血或混合性出血，有较大的胎盘后血肿，多见于重度妊娠期高血压疾病。主要症状为突然发生的持续性腹痛和（或）腰酸、腰痛，其程度与胎盘后积血多少有关，积血越多疼痛越剧烈。可无阴道流血或仅有少量阴道流血，贫血程度与外出血量不相符。腹部检查：触诊子宫压痛明显，尤以胎盘附着处最明显。子宫比妊娠周数大，且随着胎盘后血肿的不断增大，宫底随之升高，压痛也更明显。宫缩有间歇，胎位可扪及，胎心清楚。

Ⅲ度：胎盘剥离面超过胎盘的1/2，临床上常呈现休克状态，且休克程度与母体失血量相关。腹部检查：子宫处于高张状态，硬如板状，间歇期不能放松，因此胎位触不清楚。胎儿多因严重缺氧缺血而死亡。

# 四、治疗原则

胎盘早剥的治疗原则为积极抢救休克，及时终止妊娠，积极防治并发症。终止妊娠的方法需根据孕妇胎次、早剥的严重程度、胎儿宫内状况以及宫口开大等情况而定。积极处理并发症，如凝血功能障碍、产后出血以及急性肾衰等。

# 五、护理评估

1. 健康史　孕妇在妊娠晚期或临产时突然发生剧烈腹痛，并有急性贫血或休克表现，需高度重视。

护士需结合有无妊娠期高血压疾病或高血压病史、慢性肾炎史、胎盘早剥史、仰卧位低血压综合征史及外伤史等，进行仔细全面评估。

2. 身心状况　Ⅰ度胎盘早剥患者症状多不明显。Ⅲ度患者可出现恶心呕吐，面色苍白、出汗、脉弱以及血压下降等休克征象；患者可无阴道流血或少量阴道流血及血性羊水，贫血程度与外出血量不相符。腹部检查：子宫硬如板状，压痛，以胎盘附着处最显著，若胎盘附着于子宫后壁，子宫压痛不明显，但子宫大于妊娠周数，宫底随胎盘后血肿增大而增高。子宫多处于高张状态，偶见宫缩，宫缩间歇期不放松，胎位触不清楚。Ⅲ度胎盘早剥，胎儿多因缺氧死亡，故胎心多消失。

胎盘早剥孕妇除进行阴道流血的量颜色评估外，应还需重点评估腹痛程度、性质，密切监测孕妇的生命体征和一般情况，以及时、正确地了解孕妇的身体状况。胎盘早剥孕妇入院时情况多危急，孕妇和家属常感到高度紧张和恐惧。

3. 相关检查　包括以下几种。

（1）产科检查：可通过四步触诊法判定胎方位、胎心情况、宫高变化以及腹部压痛范围和程度等。

（2）B型超声检查：可协助了解胎盘部位及胎盘早剥的类型，明确胎儿大小及存活情况。B型超声图像显示正常位置的胎盘应紧贴子宫体部后壁、前壁或侧壁，若胎盘与子宫壁之间有血肿时，在胎盘后方出现一个或多个液性暗区，并见胎盘增厚。若胎盘后血肿较大时能见到胎盘胎儿面凸向羊膜腔，甚至使子宫内的胎儿偏向对侧。若血液渗入羊水中，见羊水回声增强、增多，系羊水混浊所致。当胎盘边缘已与子宫壁分离时，未形成胎盘后血肿时，则见不到上述图像，故B型超声诊断胎盘早剥具有一定的局限性。重型胎盘早剥常伴有胎心、胎动消失。

（3）实验室检查：主要了解患者贫血程度、凝血功能及肾功能。若并发DIC时，需进行筛选试验（血小板计数、凝血酶原时间、纤维蛋白原测定），结果可疑者可做纤溶确诊试验（凝血酶时间、优球蛋白溶解时间、血浆鱼精蛋白副凝试验）。

## 六、护理诊断/合作性问题

1. 恐惧　与胎盘早剥起病急、进展快，危及母儿生命有关。
2. 预感性悲哀　与死产、切除子宫有关。
3. 潜在并发症　凝血功能障碍、产后出血和急性肾衰竭。

## 七、护理目标

（1）入院后，孕妇出血性休克症状得到控制。
（2）患者未出现凝血功能障碍、产后出血和急性肾衰竭等并发症。

## 八、护理措施

胎盘早剥是一种严重的妊娠晚期并发症，危及母儿生命。积极预防非常重要。健全孕产妇三级保健制度，加强产前检查，积极预防与及时治疗妊娠期高血压疾病，对合并有慢性肾炎、慢性高血压等高危妊娠的孕妇应加强管理；妊娠晚期避免长时间仰卧位及腹部外伤；胎位异常行外倒转术纠正胎位时，操作必须轻柔，处理羊水过多或双胎分娩时，避免宫腔内压骤然降低等。对于已诊断为胎盘早剥的患者，护理措施如下。

1. 纠正休克，改善患者一般情况　护士需迅速开放静脉，积极补充血容量，及时输入新鲜血，既可补充血容量，又能补充凝血因子。同时，密切监测胎儿状态。

2. 严密观察病情变化，及时发现并发症　凝血功能障碍者表现为子宫出血不凝，皮下、黏膜或注射部位出血，有时有尿血、咯血及呕血等现象；急性肾衰竭者可表现为尿少或无尿。护士需高度重视上述症状，一旦发现，立即报告医师并积极配合处理。

3. 为终止妊娠做好准备　一经确诊，为抢救母儿生命需及时终止妊娠，减少并发症的发生。分娩方式需依据孕妇病情轻重、胎儿宫内状况、产程进展、胎产式等具体情况而定，护士应积极做好相应的配合与准备。

4. 预防产后出血　胎盘早剥的产妇胎儿娩出后易发生产后出血，因此分娩前需配血备用，分娩时开放静脉，分娩后应及时给予宫缩剂，配合按摩子宫，必要时按医嘱做好切除子宫的术前准备。未发生出血者，产后仍需加强生命体征的观察，预防晚期产后出血的发生。

5. 产褥期护理　患者在产褥期需加强营养，纠正贫血。更换消毒会阴垫，保持会阴清洁，防止感染。根据孕妇身体状况给予母乳喂养指导。死产者及时给予退乳措施，可在分娩后 24h 内尽早服用大剂量雌激素，同时紧束双乳，少进汤类；水煎生麦芽当茶饮；针刺足临泣、悬钟等穴位等。

# 九、护理评价

（1）母亲顺利分娩，婴儿平安出生。

（2）患者未出现并发症。

（于建秀）

# 儿科疾病护理

## 第一节 口 炎

口炎（stomatitis）是指口腔黏膜的炎症，若病变仅局限于舌、齿龈、口角亦可称为舌炎、齿龈炎或口角炎，多由病毒、真菌、细菌引起。全年可发病，多见于婴幼儿。本病可单独发生，亦可继发于全身性疾病如急性感染、腹泻、营养不良、久病体弱和维生素 B、维生素 C 缺乏等。食具消毒不严、口腔卫生不良或各种疾病导致机体抵抗力下降均有利于口炎发生。目前细菌感染性口炎已经很少见，但病毒及真菌感染引起的口炎仍较常见。

### 一、鹅口疮

鹅口疮（thrush，oral candidiasis）又名雪口病，为白色念珠菌感染所致，多见于新生儿、营养不良、腹泻、长期应用广谱抗生素或激素的患儿，新生儿多由产道感染，或因哺乳时乳头不洁及使用污染的奶具而感染。

#### （一）临床表现

本病特征是在口腔黏膜表面出现白色或灰白色乳凝块样小点或小片状物，可逐渐融合成大片，不易拭去，若强行擦拭剥离后，局部黏膜潮红、粗糙、可有溢血。患处不痛、不流涎，不影响吃奶，一般无全身症状。以颊黏膜最常见，其次是舌、齿龈及上腭，重者整个口腔均被白色斑膜覆盖，甚至可蔓延至咽、喉、食管、气管肺等处，而出现呕吐、吞咽困难、声音嘶哑或呼吸困难。

#### （二）治疗要点

1. 保持口腔清洁　可用2%碳酸氢钠溶液于哺乳前后清洁口腔。
2. 局部用药　局部涂抹10 万 ~20 万 U/mL 制霉菌素鱼肝混悬溶液，每日 2 ~3 次。

### 二、疱疹性口炎

疱疹性口炎（herpetic stomatitis）由单纯疱疹病毒Ⅰ型感染所致，多见于婴幼儿，无明显季节性，传染性强，可在集体托幼机构引起小流行。

#### （一）临床表现

起病时发热，体温达 38 ~40℃，齿龈红肿，触之易出血，继而在口腔黏膜上出现单个或成簇的小疱疹，直径约 2mm，周围有红晕，迅速破溃后形成浅表溃疡，有黄白色纤维素性分泌物覆盖，多个小溃疡可融合成不规则的大溃疡。疱疹常见于齿龈、口唇、舌和颊黏膜，有时累及上腭及咽部。由于疼痛明显，患儿可表现拒食、流涎、烦躁，常有颌下淋巴结肿大。体温在 3 ~5 天后恢复正常，病程 1 ~2 周，淋巴结肿大可持续 2 ~3 周。

本病须与疱疹性咽峡炎鉴别，后者由柯萨奇病毒引起，多发生于夏秋季，疱疹主要在咽部和软腭，有时可见于舌，但不累及齿龈和颊黏膜，颌下淋巴结常无肿大。

## （二）治疗要点

1. 保持口腔清洁　多饮水，可用3%过氧化氢溶液清洗口腔，避免刺激性食物。

2. 局部用药　局部可涂碘苷抑制病毒，亦可喷西瓜霜、锡类散等。为预防继发感染可涂2.5% ~ 5%金霉素鱼肝油。疼痛严重者可在进食前用2%利多卡因涂局部。

3. 对症处理　发热者给予物理或药物降温，补充足够的营养和水分；有继发感染时按医嘱使用抗生素治疗。

# 三、溃疡性口炎

溃疡性口炎（ulcerative stomatitis）主要由链球菌、金黄色葡萄球菌、肺炎链球菌、铜绿假单胞菌或大肠埃希菌等引起，多见于婴幼儿，常发生于感染、长期腹泻等机体抵抗力下降时，口腔不洁更有利于细菌繁殖而致病。

## （一）临床表现

口腔各部位均可发生，常见于舌、唇内及颊黏膜处，可蔓延到唇及咽喉部。开始时口腔黏膜充血水肿，随后形成大小不等的糜烂或溃疡，上有纤维素性炎性分泌物形成的假膜，呈灰白色或黄色，边界清楚，易拭去，露出溢血的创面，但不久又被假膜覆盖，涂片染色可见大量细菌。局部疼痛、流涎、拒食、烦躁，常有发热，体温可达39 ~ 40℃，局部淋巴结肿大，全身症状轻者约1周左右体温恢复正常，溃疡逐渐愈合；严重者可出现脱水和酸中毒。

血常规：白细胞总数和中性粒细胞增多。

## （二）治疗要点

（1）控制感染，选用有效抗生素。

（2）保持口腔清洁：可用3%过氧化氢溶液或0.1%依沙吖啶（利凡诺）溶液清洁口腔。

（3）局部用药：溃疡面涂5%金霉素鱼肝油、锡类散等。

（4）补充水分和营养。

# 四、口炎护理

## （一）常见护理诊断/问题

1. 口腔黏膜受损　与口腔感染有关。

2. 体温过高　与口腔炎症有关。

3. 疼痛　与口腔黏膜糜烂、溃疡有关。

4. 营养失调：低于机体需要量　与疼痛引起拒食有关。

5. 知识缺乏　患儿及家长缺乏本病的预防及护理知识。

## （二）护理措施

1. 口腔护理　根据不同病因选择不同溶液清洁口腔后涂药，年长儿可用含漱剂。鼓励患儿多饮水，进食后漱口，以保持口腔黏膜湿润和清洁。对流涎者，及时清除分泌物，保持皮肤干燥、清洁，避免引起皮肤湿疹及糜烂。

2. 正确涂药　为确保局部用药达到目的，涂药前应先将纱布或干棉球放在颊黏膜腮腺管口处或舌系带两侧，以隔断唾液，防止药物被冲掉；然后再用干棉球将病变部位表面吸干后再涂药；涂药后嘱患儿闭口10分钟后取出纱布或棉球，并嘱患儿不可立即漱口、饮水或进食。

3. 发热护理　密切监测体温变化，根据患儿的具体情况选择物理降温或药物降温。

4. 饮食护理　供给高热量、富含维生素的温凉流质或半流质食物，食物宜甜、不宜咸，避免摄入酸辣或粗硬食物。对因口腔黏膜糜烂、溃疡引起疼痛影响进食者，可在进食前局部涂2%利多卡因；对不能进食者，可管饲喂养或肠外营养，以确保能量与液体的供给。

5. 健康教育　教育患儿养成良好的卫生习惯，纠正吮指、不刷牙等不良习惯；年长儿应教导其进食后漱口，避免用力或粗暴擦伤口腔黏膜。宣传均衡饮食对提高机体抵抗力的重要性，避免偏食、挑食，培养良好的饮食习惯。指导家长食具专用，患儿使用过的食具应煮沸消毒或压力灭菌消毒。

（于建秀）

# 第二节　胃食管反流

胃食管反流（gastroesophageal reflux，GER）是指胃内容物，包括从十二指肠流入胃的胆盐和胰酶等反流入食管甚至口咽部，分生理性和病理性两种。生理情况下，由于小婴儿食管下端括约肌（lower esophageal sphincter，LES）发育不成熟或神经肌肉协调功能差，可出现反流，往往出现于日间餐时或餐后，又称"溢乳"。病理性反流即胃食管反流病（gastroesophageal reflux disease，GERD），是由于 LES 的功能障碍和（或）与其功能有关的组织结构异常，以至 LES 压力低下而出现的反流，常常发生于睡眠、仰卧位及空腹时，引起一系列临床症状和并发症。随着直立体位时间和固体饮食的增多，约60%患儿到 2 岁时症状可自行缓解，部分患儿症状可持续到 4 岁以后。脑性瘫痪、21-三体综合征以及其他原因所致的发育迟缓患儿，GER 发生率较高。

## 一、病因和发病机制

1. 抗反流屏障功能低下　①LES 压力降低：是引起 GER 的主要原因。正常吞咽时 LES 反射性松弛，压力下降，通过食管蠕动推动食物进入胃内，然后压力又恢复到正常水平，并出现一个反应性的压力增高以防止食物反流。当胃内压和腹内压升高时，LES 会发生反应性主动收缩使其压力超过增高的胃内压，起到抗反流作用。如因某种因素使上述正常功能发生紊乱时，LES 短暂性松弛即可导致胃内容物反流入食管。②LES 周围组织薄弱或缺陷：如缺少腹腔段食管，致使腹内压增高时不能将其传导至 LES 使之收缩达到抗反流的作用；小婴儿食管角（由食管和胃贲门形成的夹角，即 His 角，正常为30°～50°）较大；膈肌食管裂孔钳夹作用减弱；膈食管韧带和食管下端黏膜瓣解剖结构存在器质性或功能性病变；胃压低、腹内压增高等，均可破坏正常的抗反流作用。

2. 食管廓清能力降低　正常情况下，食管廓清能力是依靠食管的推动性蠕动、唾液的冲洗、对酸的中和作用、食丸的重力和食管黏膜细胞分泌的碳酸氢盐等多种因素完成对反流物的清除，以缩短反流物和食管黏膜的接触时间。当食管蠕动减弱、消失或出现病理性蠕动时，食管清除反流物的能力下降，这样就延长了有害的反流物质在食管内停留时间，增加了对黏膜的损伤。

3. 食管黏膜的屏障功能破坏　屏障作用是由黏液层、细胞内的缓冲液、细胞代谢及血液供应共同构成。反流物中的某些物质，如胃酸、胃蛋白酶以及从十二指肠反流入胃的胆盐和胰酶使食管黏膜的屏障功能受损，引起食管黏膜炎症。

4. 胃、十二指肠功能失常　胃排空能力低下，使胃内容物及其压力增加，当胃内压增高超过 LES 压力时可使 LES 开放。胃容量增加又导致胃扩张，致贲门食管段缩短，使其抗反流屏障功能降低。十二指肠病变时，幽门括约肌关闭不全则导致十二指肠胃反流。

## 二、临床表现

食管上皮细胞暴露于反流的胃内容物中，是产生症状和体征的主要原因。

1. 呕吐　新生儿和婴幼儿以呕吐为主要表现。约85%患儿于生后第 1 周即出现呕吐，而约10%患儿于生后 6 周内出现呕吐。呕吐程度轻重不一，多数发生在进食后，有时在夜间或空腹时，可表现为溢乳、反刍或吐泡沫，严重者呈喷射状。呕吐物为胃内容物，有时含少量胆汁。年长儿以反胃、反酸、暖气等症状多见。

2. 反流性食管炎　常见症状有：①烧灼感：见于有表达能力的年长儿，位于胸骨下端，饮用酸性饮料可使症状加重，服用抗酸剂症状减轻；②吞咽疼痛：婴幼儿表现为喂奶困难、烦躁、拒食，年长儿诉吞咽时疼痛,如并发食管狭窄则出现严重呕吐和持续性咽下困难;③呕血和便血:食管炎严重者可发生糜烂或溃疡,出现呕血或黑便症状。严重的反流性食管炎可发生缺铁性贫血。

3. Barrett 食管 由于慢性 GER,食管下端的鳞状上皮被增生的柱状上皮所替代,抗酸能力增强,但更易发生食管溃疡、狭窄和腺癌。溃疡较深者可发生食管气管瘘。

4. 食管外症状

(1) 呼吸系统症状:①呼吸道感染:反流物直接或间接引发反复呼吸道感染;②哮喘:反流物刺激食管黏膜感受器反射性地引起支气管痉挛而出现哮喘。部分病例发病早、抗哮喘治疗无效,无特异体质家族史者更可能由 GERD 引起;③窒息和呼吸暂停:多见于小婴儿和早产儿,表现为面色青紫或苍白、心动过缓,甚至发生婴儿猝死综合征。

(2) 营养不良:见于约80%的患儿,主要表现为体重不增和生长发育迟缓。

(3) 其他:如声音嘶哑、中耳炎、鼻窦炎、反复口腔溃疡、龋齿等。部分患儿可出现精神、神经症状,包括:①Sandifer 综合征:是指病理性 GER 患儿出现类似斜颈样一种特殊"公鸡头样"的姿势,此为一种保护性机制,以期保持气道通畅或减轻胃酸反流所致的疼痛,同时伴有杵状指、蛋白丢失性肠病及贫血。②婴儿哭吵综合征:表现为易激惹、夜惊、进食时哭闹等。

## 三、辅助检查

1. 食管钡剂造影 可对食管形态、运动状况、钡剂的反流、食管与胃连接部的组织结构做出判断,还可观察到是否存在食管裂孔疝等先天性疾病以及严重病例的食管黏膜炎症改变。

2. 食管 pH 动态监测 24 小时连续监测食管下端 pH,通过计算机软件进行分析,可区分生理性或病理性反流,是目前最可靠的诊断方法。

3. 其他检查 如食管胆汁反流动态监测、食管动力功能检查、食管内镜检查及黏膜活体组织检查等均有助于诊断。

## 四、治疗要点

包括体位治疗、饮食治疗、药物治疗和手术治疗,其中体位治疗和饮食治疗参见护理措施部分。

1. 药物治疗 主要作用是降低胃内容物酸度和促进上消化道动力。包括:

(1) 促胃肠动力药:疗程4周,如多巴胺受体拮抗剂有多潘立酮(吗叮啉),每日3次,饭前半小时及睡前口服。

(2) 抑酸和抗酸药:疗程8~12周。①抑酸药有 $H_2$ 受体拮抗剂如西咪替丁和质子泵抑制剂如奥美拉唑(洛赛克)等;②中和胃酸药有氢氧化铝凝胶,多用于年长儿。

(3) 黏膜保护剂:疗程4~8周,可选用硫糖铝、硅酸铝盐、磷酸铝等。

2. 手术治疗 手术指征:①经内科治疗6~8周无效,有严重并发症;②严重食管炎伴溃疡、狭窄或发现有食管裂孔疝者;③有严重的呼吸道并发症,如呼吸道梗阻、反复发作吸入性肺炎或窒息、伴支气管肺发育不良者;④并发严重神经系统疾病。

## 五、常见护理诊断/问题

1. 有窒息的危险 与溢奶和呕吐有关。
2. 营养失调:低于机体需要量 与反复呕吐致能量和各种营养素摄入不足有关。
3. 疼痛 与胃内容物反流致反流性食管炎有关。
4. 知识缺乏 患儿家长缺乏本病护理的相关知识。

## 六、护理措施

1. 保持适宜体位 将床头抬高30°,新生儿和小婴儿以前倾俯卧位为最佳,但为防止婴儿猝死综合征的发生,睡眠时宜采取仰卧位及左侧卧位;年长儿在清醒状态下以直立位和坐位为最佳,睡眠时宜采取左侧卧位，将床头抬高 20~30cm，以促进胃排空，减少反流频率及反流物误吸，有研究显示左侧卧位能够显著降低短暂性的下食管括约肌松弛次数的发生，而右侧卧位增加松弛次数和液体反流。

2. 合理喂养　少量多餐，母乳喂养儿增加哺乳次数，人工喂养儿可在牛奶中加入糕干粉、米粉或进食谷类食品。严重反流以及生长发育迟缓者可管饲喂养，能减少呕吐和起到持续缓冲胃酸的作用。年长儿以高蛋白低脂肪饮食为主，睡前 2 小时不予进食，保持胃处于非充盈状态，避免食用降低 LES 张力和增加胃酸分泌的食物，如碳酸饮料、高脂饮食、巧克力和辛辣食品。

3. 用药护理　按医嘱给药并观察药物疗效和不良反应，注意用法剂量，不能吞服时应将药片研碎；多潘立酮应饭前半小时或睡前口服；服用西沙必利时，不能同时饮用橘子汁，同时加强观察心率和心律的变化，出现心率加快或心律不齐时应及时联系医生进行处理；西咪替丁应在进餐时或睡前服用效果好。

4. 手术护理　GER 患儿术前术后护理与其他腹部手术相似。术前配合做好各项检查和支持疗法；术后根据手术方式做好术后护理，应保持胃肠减压，做好引流管护理，注意观察有无腹部切口裂开、穿孔、大出血等并发症。

5. 健康教育　对新生儿和小婴儿，告知家长体位及饮食护理的方法、重要性和长期性。指导家长观察患儿有无发绀，判断患儿反应状况和喂养是否耐受，新生儿每日监测体重。带药出院时，详细说明用药方法和注意事项，尤其是用药剂量和不良反应。

（王桂兰）

# 第三节　婴幼儿腹泻

## 一、病因

### （一）易感因素

1. 消化系统发育不成熟　胃酸和消化酶分泌不足，消化酶活性低，对食物质和量变化的耐受性差。

2. 生长发育快　对营养物质的需求相对较多，消化道负担较重。

3. 机体防御功能差　婴儿血液中免疫球蛋白、胃肠道 SIgA 及胃内酸度均较低，对感染的防御能力差。

4. 肠道菌群失调　新生儿出生后尚未建立正常肠道菌群，或因使用抗生素等导致肠道菌群失调，使正常菌群对入侵肠道致病微生物的拮抗作用丧失，而引起肠道感染。

5. 人工喂养　母乳中含有大量体液因子（如 SIgA、乳铁蛋白），巨噬细胞和粒细胞、溶菌酶、溶酶体等，有很强的抗肠道感染作用。配方奶中虽有某些上述成分，但在加热过程中被破坏，而且人工喂养的食物和食具易受污染，故人工喂养儿肠道感染发生率明显高于母乳喂养儿。

### （二）感染因素

1. 肠道内感染　可由病毒、细菌、真菌、寄生虫引起，尤以病毒和细菌多见。

（1）病毒感染：寒冷季节的婴幼儿腹泻 80% 由病毒感染引起，以轮状病毒引起的秋冬季腹泻最为常见，其次有星状病毒、杯状病毒和肠道病毒（包括柯萨奇病毒、埃可病毒、肠道腺病毒等）。

（2）细菌感染（不包括法定传染病）：以致腹泻大肠埃希菌为主，包括致病性大肠埃希菌（EPEC）、产毒性大肠埃希菌（ETEC）、侵袭性大肠埃希菌（EIEC）、出血性大肠埃希菌（EGEC）和黏附－集聚性大肠埃希菌（EAEC）五大组。其次是空肠弯曲菌和耶尔森菌等。

（3）真菌感染：以白色念珠菌多见，其次是曲菌和毛霉菌等。

（4）寄生虫感染：常见有蓝氏贾第鞭毛虫、阿米巴原虫和隐孢子虫等。

2. 肠道外感染　因发热及病原体毒素作用使消化功能紊乱，或肠道外感染的病原体（主要是病毒）同时感染肠道，故当患中耳炎、肺炎、上呼吸道、泌尿道及皮肤感染时可伴有腹泻。

## （三）非感染因素

**1. 饮食因素**

（1）喂养不当：喂养不定时、食物的质和量不适宜、过早给予淀粉类或脂肪类食物等均可引起腹泻；给予含高果糖或山梨醇的果汁，可产生高渗性腹泻；给予肠道刺激物如调料或富含纤维素的食物等也可引起腹泻。

（2）过敏因素：个别婴儿对牛奶、大豆（豆浆）及某些食物成分过敏或不耐受而引起腹泻。

（3）其他因素：包括原发性或继发性双糖酶缺乏，乳糖酶的活力降低，肠道对糖的消化吸收不良而引起腹泻。

**2. 气候因素** 气候突然变冷、腹部受凉使肠蠕动增加；天气过热致消化液分泌减少或口渴饮奶过多，都可诱发消化功能紊乱而引起腹泻。

# 二、发病机制

导致腹泻发生的机制包括：肠腔内存在大量不能吸收的具有渗透活性的物质（渗透性腹泻）、肠腔内电解质分泌过多（分泌性腹泻）、炎症所致的液体大量渗出（渗出性腹泻）及肠道运动功能异常（肠道功能异常性腹泻）等。但临床上不少腹泻并非由某种单一机制引起，而是多种机制共同作用的结果。

## （一）感染性腹泻

大多数病原微生物通过污染的食物、水，或通过污染的手、玩具及日用品，或带菌者传播进入消化道。当机体的防御功能下降、大量的微生物侵袭并产生毒力时可引起腹泻。

**1. 病毒性肠炎** 病毒侵入肠道后，在小肠绒毛顶端的柱状上皮细胞上复制，使小肠绒毛细胞受损，受累的肠黏膜上皮细胞脱落而遗留不规则的裸露病变，导致小肠黏膜回吸收水、电解质能力下降，肠液在肠腔内大量集聚而引起腹泻；同时，发生病变的肠黏膜细胞分泌双糖酶不足且活性低，使肠腔内的糖类消化不完全并被肠道内细菌分解成小分子的短链有机酸，使肠腔的渗透压增高；微绒毛破坏亦造成载体减少，上皮细胞钠转运功能障碍，进一步造成水和电解质的丧失，加重腹泻。

**2. 细菌性肠炎** 肠道感染的病原体不同，其发病机制亦不相同。

（1）肠毒素性肠炎：如产毒性大肠埃希菌和霍乱弧菌等，虽不直接侵袭破坏肠黏膜，但能分泌肠毒素，包括不耐热肠毒素（LT）和耐热肠毒素（ST），两者最终通过抑制小肠绒毛上皮细胞吸收 $Na^+$、$Cl^-$ 和水，促进肠腺分泌 $Cl^-$，使小肠液量增多，超过结肠吸收限度而发生腹泻，排出大量水样便，导致患儿脱水和电解质紊乱。

（2）侵袭性肠炎：如志贺菌属、沙门菌、侵袭性大肠埃希菌等可直接侵入小肠或结肠肠壁，引起肠黏膜充血、水肿、炎症细胞浸润、溃疡和渗出等病变，产生广泛的炎性反应，患儿排出含有大量白细胞和红细胞的菌痢样大便。结肠由于炎症病变而不能充分吸收来自小肠的液体，且某些致病菌还会产生肠毒素，故亦可发生水泻。

## （二）非感染性腹泻

主要是由饮食不当引起。当摄入食物的质和量突然改变并超过消化道的承受能力时，食物不能被充分消化和吸收而积滞于小肠上部，使肠腔局部酸度减低，有利于肠道下部细菌上移和繁殖，使食物发酵和腐败而产生短链有机酸，致肠腔的渗透压增高，并协同腐败性毒性产物刺激肠壁致肠蠕动增加，引起腹泻，进而发生脱水和电解质紊乱。

# 三、临床表现

不同病因引起的腹泻常具有不同临床过程。病程在 2 周以内的腹泻为急性腹泻；病程在 2 周至 2 个月之间的腹泻为迁延性腹泻；病程超过 2 个月的腹泻为慢性腹泻。

## （一）急性腹泻

不同病因引起的腹泻常具相似的临床表现，同时各有其特点。

1. 腹泻的共同临床表现

（1）轻型腹泻：多由饮食因素或肠道外感染引起。起病可急可缓，以胃肠道症状为主，表现为食欲缺乏，偶有溢奶或呕吐，大便次数增多，一般每天多在十次以内，每次大便量不多，稀薄或带水，呈黄色或黄绿色，有酸味，粪质不多，常见白色或黄白色奶瓣和泡沫。一般无脱水及全身中毒症状，多在数日内痊愈。

（2）重型腹泻：多由肠道内感染引起，起病常较急；也可由轻型逐渐加重而致。除有较重的胃肠道症状外，还有明显的脱水、电解质紊乱及全身中毒症状。

1）胃肠道症状：腹泻频繁，每日大便从十余次到数十次；除了腹泻外，常伴有呕吐（严重者可吐咖啡样物）、腹胀、腹痛、食欲缺乏等。大便呈黄绿色水样或蛋花汤样、量多，含水分多，可有少量黏液，少数患儿也可有少量血便。

2）水、电解质和酸碱平衡紊乱症状：有脱水、代谢性酸中毒、低钾及低钙、低镁血症等。

3）全身中毒症状：如发热，体温可达40℃，烦躁不安或萎靡、嗜睡，进而意识模糊，甚至昏迷、休克等。

2. 几种常见类型肠炎的临床特点

（1）轮状病毒肠炎：好发于秋、冬季，以秋季流行为主，故又称秋季腹泻。经粪－口传播，也可通过气溶胶形式经呼吸道感染而致病。多见于6个月~2岁的婴幼儿，潜伏期1~3天。起病急，常伴有发热和上呼吸道感染症状，多无明显中毒症状。病初即出现呕吐，大便次数多，量多，呈黄色或淡黄色，水样或蛋花汤样，无腥臭味，大便镜检偶有少量白细胞。常并发脱水、酸中毒及电解质紊乱。本病为自限性疾病，自然病程3~8天。近年报道，轮状病毒感染也可侵犯多个脏器，如中枢神经系统、心肌等。

（2）产毒性细菌引起的肠炎：多发生在夏季。潜伏期1~2天，起病较急。轻症仅大便次数稍增，性状轻微改变。重症腹泻频繁，量多，呈水样或蛋花汤样，混有黏液，镜检无白细胞。常伴呕吐，严重者可伴发热、脱水、电解质和酸碱平衡紊乱。本病为自限性疾病，自然病程3~7天或较长。

（3）侵袭性细菌性肠炎：全年均可发病，潜伏期长短不等。常引起志贺杆菌性痢疾样病变。起病急，高热甚至可以发生热惊厥。腹泻频繁，大便呈黏液状，带脓血，有腥臭味。常伴恶心、呕吐、腹痛和里急后重，可出现严重的全身中毒症状甚至休克。大便镜检有大量白细胞及数量不等的红细胞。粪便细菌培养可找到相应的致病菌。其中空肠弯曲菌肠炎多发生在夏季，常侵犯空肠和回肠，有脓血便，腹痛剧烈；耶尔森菌小肠结肠炎多发生在冬春季节，可引起淋巴结肿大，亦可产生肠系膜淋巴结炎，严重病例可产生肠穿孔和腹膜炎。以上两者均需与阑尾炎鉴别。鼠伤寒沙门菌小肠结肠炎有胃肠炎型和败血症型，夏季发病率高，新生儿和1岁以内的婴儿尤易感染，新生儿多为败血症型，常引起暴发流行，可排深绿色黏液脓便或白色胶冻样便，有特殊臭味。

（4）出血性大肠埃希菌肠炎：大便开始呈黄色水样便，后转为血水便，有特殊臭味，常伴腹痛，大便镜检有大量红细胞，一般无白细胞。

（5）抗生素相关性腹泻：是指应用抗生素后发生的、与抗生素有关的腹泻。除一些抗生素可降低碳水化合物的运转和乳糖酶水平外，多数研究者认为，抗生素的使用破坏了肠道正常菌群，是引起腹泻最主要的病因。①金黄色葡萄球菌肠炎：多继发于使用大量抗生素后，与菌群失调有关。表现为发热、呕吐、腹泻，不同程度中毒症状、脱水和电解质紊乱，甚至发生休克。典型大便暗绿色，量多，带黏液，少数为血便。大便镜检有大量脓细胞和成簇的 $G^+$ 球菌，培养有葡萄球菌生长。②伪膜性小肠结肠炎：由难辨梭状芽孢杆菌引起，主要症状为腹泻，轻者每日数次，停用抗生素后很快痊愈；重者腹泻频繁，呈黄绿色水样便，可有毒素致肠黏膜坏死所形成的伪膜排出，大便厌氧菌培养、组织培养法检测细胞毒素可协助诊断。③真菌性肠炎：多为白色念珠菌感染所致，常并发于其他感染如鹅口疮，大便次数增多，黄色稀便，泡沫较多带黏液，有时可见豆腐渣样细块（菌落）。大便镜检有真菌孢子和菌丝。

## （二）迁延性腹泻和慢性腹泻

迁延性腹泻和慢性腹泻多与营养不良和急性期治疗不彻底有关，以人工喂养儿、营养不良儿多见。

表现为腹泻迁延不愈，病情反复，大便次数和性质不稳定，严重时可出现水、电解质紊乱。由于营养不良儿腹泻时易迁延不愈，持续腹泻又加重了营养不良，两者可互为因果，形成恶性循环，最终引起免疫功能低下，继发感染，导致多脏器功能异常。

## （三）生理性腹泻

生理性腹泻多见于 6 个月以内的婴儿，外观虚胖，常有湿疹，表现为生后不久即出现腹泻，但除大便次数增多外，无其他症状，食欲好，不影响生长发育，添加换乳期食物后，大便即逐渐转为正常。近年研究发现此类腹泻可能为乳糖不耐受的一种特殊类型。

# 四、辅助检查

1. 血常规　细菌感染时白细胞总数及中性粒细胞增多；寄生虫感染和过敏性腹泻时嗜酸性粒细胞增多。

2. 大便常规　肉眼检查大便的性状如外观、颜色、是否有黏液脓血等；大便镜检有无脂肪球、白细胞、红细胞等。

3. 病原学检查　细菌性肠炎大便培养可检出致病菌；真菌性肠炎，大便镜检可见真菌孢子和菌丝；病毒性肠炎可做病毒分离等检查。

4. 血液生化　血钠测定可了解脱水的性质；血钾测定可了解有无低钾血症；碳酸氢盐测定可了解体内酸碱平衡失调的性质及程度。

# 五、治疗要点

腹泻的治疗原则为调整饮食，预防和纠正脱水；合理用药，控制感染，预防并发症的发生。

1. 调整饮食（见饮食护理部分）　强调继续进食，根据疾病的特殊病理生理状况、个体消化吸收功能和平时的饮食习惯进行合理调整，以满足生理需要，补充疾病消耗，缩短腹泻后的康复时间。

2. 纠正水电解质及酸碱平衡紊乱　口服补液（ORS）可用于预防脱水及纠正轻、中度脱水，中、重度脱水伴周围循环衰竭者需静脉补液。重度酸中毒或经补液后仍有酸中毒症状者，给予 5% 碳酸氢钠纠正酸中毒；有低钾血症者遵循"见尿补钾"的原则，可口服或静脉补充，但静脉补钾浓度不超过 0.3%，且不可推注。

3. 药物治疗

（1）控制感染：病毒性肠炎以饮食疗法和支持疗法为主，一般不用抗生素。其他肠炎应对因选药，如大肠埃希菌肠炎可选用抗 $G^-$ 杆菌抗生素；抗生素诱发性肠炎应停用原使用的抗生素，可选用万古霉素、新青霉素、抗真菌药物等；寄生虫性肠炎可选用甲硝唑、大蒜素等。

（2）肠道微生态疗法：有助于恢复肠道正常菌群的生态平衡，抵御病原菌侵袭，控制腹泻，常用双歧杆菌、嗜酸乳杆菌等制剂。

（3）肠黏膜保护剂：腹泻与肠黏膜屏障功能破坏有密切关系，因此维护和修复肠黏膜屏障功能是治疗腹泻的方法之一，常用蒙脱石散（思密达）。

（4）补锌治疗：（WHO）/联合国儿童基金会建议，对于急性腹泻患儿，年龄 >6 个月者，应每日给予元素锌 20mg；年龄 <6 个月者，应每日给予元素锌 10mg。疗程 10～14 天，可缩短病程。

（5）对症治疗：腹泻一般不宜用止泻剂，因止泻会增加毒素的吸收。腹胀明显者可肌内注射新斯的明或肛管排气；呕吐严重者可肌内注射氯丙嗪或针刺足三里等。

4. 预防并发症　迁延性、慢性腹泻常伴营养不良或其他并发症，病情复杂，必须采取综合治疗措施。

# 六、护理评估

1. 健康史　评估喂养史，如喂养方式、喂何种乳品、冲调浓度、喂哺次数及每次量、添加换乳期食物及断奶情况；注意有无不洁饮食史、食物过敏、腹部受凉或过热致饮水过多；询问患儿粪便长时期的性状变化情况，腹泻开始时间、次数、颜色、性状、量、气味，有无呕吐、腹胀、腹痛、里急后重等不适；了解是否有上呼吸道感染、肺炎等肠道外感染病史；既往有无腹泻史，有无其他疾病及长期使用抗生素病史。

2. 身体状况　评估患儿生命征如神志、体温、脉搏、呼吸、血压等；仔细观察粪便性状；评估患儿体重、前囟、眼窝、皮肤黏膜、循环状况和尿量等；评估脱水程度和性质，有无低钾血症和代谢性酸中毒等症状；检查肛周皮肤有无发红、糜烂、破损。

了解血常规、大便常规、致病菌培养、血液生化等检查结果及临床意义。

3. 心理－社会状况　评估家长对疾病的心理反应及认识程度、文化程度、喂养及护理知识等；评估患儿家庭的居住环境、经济状况、卫生习惯等。

# 七、常见护理诊断/问题

1. 腹泻　与感染、喂养不当、肠道功能紊乱等有关。
2. 体液不足　与腹泻、呕吐致体液丢失过多和摄入不足有关。
3. 营养失调：低于机体需要量　与腹泻、呕吐丢失过多和摄入不足有关。
4. 体温过高　与肠道感染有关。
5. 有皮肤完整性受损的危险　与大便刺激臀部皮肤有关。

# 八、预期目标

（1）患儿腹泻、呕吐次数逐渐减少至停止，大便性状正常。
（2）患儿脱水和电解质紊乱得以纠正。
（3）家长能对儿童进行合理喂养，体重恢复正常。
（4）患儿体温逐渐恢复正常。
（5）患儿臀部皮肤保持完整、无破损。

# 九、护理措施

1. 调整饮食　限制饮食过严或禁食过久常造成营养不良，并发酸中毒，造成病情迁延不愈而影响生长发育，故应继续进食，以满足生理需要，缩短病程，促进恢复。母乳喂养者可继续哺乳，减少哺乳次数，缩短每次哺乳时间，暂停换乳期食物添加；人工喂养者可喂米汤、酸奶、脱脂奶等，待腹泻次数减少后给予流质或半流质饮食如粥、面条，少量多餐，随着病情稳定和好转，逐步过渡到正常饮食。呕吐严重者，可暂时禁食4~6小时（不禁水），待好转后继续喂食，由少到多，由稀到稠。病毒性肠炎多有双糖酶缺乏，不宜用蔗糖，并暂停乳类喂养，改用酸奶、豆浆等，腹泻停止后逐渐恢复营养丰富的饮食，并每日加餐1次，共2周。对少数严重病例口服营养物质不能耐受者，应加强支持疗法，必要时全静脉营养。

2. 维持水、电解质及酸碱平衡

（1）口服补液：ORS用于腹泻时预防脱水及纠正轻、中度脱水。轻度脱水需50~80mL/kg，中度脱水需80~100mL/kg，于8~12小时内将累积损失量补足；脱水纠正后，可将ORS用等量水稀释按病情需要随时口服。有明显腹胀、休克、心功能不全或其他严重并发症者及新生儿不宜口服补液。

（2）静脉补液：用于中、重度脱水或吐泻严重或腹胀的患儿。根据不同的脱水程度和性质，结合患儿年龄、营养状况、自身调节功能，决定补给溶液的总量、种类和输液速度。

1）第1天补液：①输液总量：包括累积损失量、继续损失量和生理需要量。对于营养不良以及心、肺、肾功能不全的患儿应根据具体病情分别进行精确计算；②输液种类：根据脱水性质而定，若临床判断脱水性质有困难时，可先按等渗性脱水处理；③输液速度：主要取决于累积损失量（脱水程度）和继续损失量，遵循"先快后慢"的原则，若呕吐、腹泻缓解，可酌情减少补液量或改为口服补液。

2）第2天及以后补液：此时脱水和电解质紊乱已基本纠正，一般只补继续损失量和生理需要量，于 12～24 小时内均匀输入，能口服者应尽量口服。

3. 控制感染　按医嘱选用针对病原菌的抗生素以控制感染。严格执行消毒隔离，感染性腹泻与非感染性腹泻患儿应分室居住，护理患儿前后认真洗手，腹泻患儿用过的尿布、便盆应分类消毒，以防交叉感染。发热的患儿，根据情况给予物理降温或药物降温。

4. 保持皮肤完整性（尿布皮炎的护理）　选用吸水性强、柔软布质或纸质尿布，勤更换，避免使用不透气塑料布或橡皮布；每次便后用温水清洗臀部并擦干，以保持皮肤清洁、干燥；局部皮肤发红处涂以 5% 鞣酸软膏或 40% 氧化锌油并按摩片刻，促进局部血液循环；局部皮肤糜烂或溃疡者，可采用暴露法，臀下仅垫尿布，不加包扎，使臀部皮肤暴露于空气中或阳光下。女婴尿道口接近肛门，应注意会阴部的清洁，预防上行性尿路感染。

5. 密切观察病情

（1）监测生命征：如神志、体温、脉搏、呼吸、血压等。体温过高时应给患儿多饮水、擦干汗液、及时更换汗湿的衣服，并予头部冰敷等物理降温。

（2）观察大便情况：观察并记录大便次数、颜色、气味、性状、量，做好动态比较，为输液方案和治疗提供可靠依据。

（3）观察全身中毒症状：如发热、精神萎靡、嗜睡、烦躁等。

（4）观察水、电解质和酸碱平衡紊乱症状：如脱水情况及其程度、代谢性酸中毒表现、低钾血症表现。

6. 健康教育

（1）指导护理：向家长解释腹泻的病因、潜在并发症以及相关的治疗措施；指导家长正确洗手并做好污染尿布及衣物的处理、出入量的监测以及脱水表现的观察；说明调整饮食的重要性；指导家长配制和使用 ORS 溶液，强调应少量多次饮用，呕吐不是禁忌证。

（2）做好预防：①指导合理喂养，提倡母乳喂养，避免在夏季断奶，按时逐步添加换乳期食物，防止过食、偏食及饮食结构突然变动。②注意饮食卫生，食物要新鲜，食具要定时消毒。教育儿童饭前便后洗手，勤剪指甲，培养良好的卫生习惯。③加强体格锻炼，适当户外活动；注意气候变化，防止受凉或过热。④避免长期滥用广谱抗生素。

## 十、护理评价

患儿大便次数是否减少；脱水、电解质及酸碱平衡紊乱是否得到纠正，尿量有无增加；体温及体重是否恢复正常；臀部皮肤是否保持正常；家长能否掌握儿童喂养知识及腹泻的预防、护理知识。

（王　静）

## 第四节　肠套叠

肠套叠（intussusception）是指部分肠管及其肠系膜套入邻近肠腔内造成的一种绞窄性肠梗阻，是婴幼儿时期常见的急腹症之一。约 60% 的患儿年龄在 1 岁以内，约 80% 患儿年龄在 2 岁以内，但新生儿罕见；男孩发病率多于女孩，约为 4：1，健康肥胖儿多见。

## 一、病因和发病机制

分为原发性和继发性两种。95% 为原发性，多见婴幼儿，病因尚未完全明了。有人认为与婴儿回盲部系膜固定未完善、活动度大有关；约 5% 为继发性，多为年长儿，发生肠套叠的肠管可见明显的机械原因，如与肠息肉、肠肿瘤等牵拉有关。此外，饮食改变、腹泻及其病毒感染等导致肠蠕动紊乱，从而诱发肠套叠。

## 二、病理生理

肠套叠多为近端肠管套入远端肠腔内，根据套入部分的不同分为回盲型、回结型、回回结型、小肠型、结肠型和多发型。其中回盲型最常见，占总数的 50%～60%；其次为回结型，约占 30%；回回结型约占 10%；多发型为回结肠套叠和小肠套叠并发存在。肠套叠多为顺行性套叠，与肠蠕动方向一致，套入部随肠蠕动逐渐向远端推进，套入肠管不断增长。肠套叠时，由于鞘层肠管的持续痉挛，挤压套入肠管，牵拉和压迫肠系膜，使静脉和淋巴回流受阻，套入部肠管瘀血、水肿，肠壁增厚、颜色变紫，并有血性渗液及腺体黏液分泌增加，进入肠腔内，产生典型的果酱样血便。随着肠壁水肿、静脉回流障碍加重，从而引起动脉供血不足，最终导致肠壁缺血性坏死并出现全身中毒症状，严重者可并发肠穿孔和腹膜炎。

## 三、临床表现

分急性肠套叠和慢性肠套叠，2 岁以下婴幼儿多为急性发病。

### （一）急性肠套叠

1. 腹痛　由于肠系膜受牵拉和外层肠管发生强烈收缩所致。患儿突然发生剧烈的阵发性肠绞痛，哭闹不安，屈膝缩腹，面色苍白，出汗，拒食。持续数分钟后腹痛缓解，可安静或入睡，间歇 10～20 分钟又反复发作。

2. 呕吐　在腹痛后数小时发生。早期为反射性呕吐（因肠系膜受牵拉所致），呕吐物为胃内容物，初为乳汁、乳块或食物残渣，后可含胆汁；晚期为梗阻性呕吐，可吐出粪便样液体。

3. 血便　为重要症状，约 85% 病例在发病后 6～12 小时发生，呈果酱样黏液血便，或作直肠指检时发现血便。

4. 腹部包块　多数病例在右上腹部触及腊肠样肿块，表面光滑，略有弹性，稍可移动。晚期发生肠坏死或腹膜炎时，可出现腹胀、腹腔积液、腹肌紧张及压痛，不易扪及肿块。

5. 全身情况　患儿在早期一般状况尚好，体温正常，无全身中毒症状。随着病程延长，病情加重，并发肠坏死或腹膜炎时，全身情况恶化，常有严重脱水、高热、嗜睡、昏迷及休克等中毒症状。

### （二）慢性肠套叠

以阵发性腹痛为主要表现，腹痛时上腹或脐周可触及肿块，缓解期腹部平坦柔软无包块，病程有时长达十余日。由于年长儿肠腔较宽阔可无梗阻现象，肠管也不易坏死。呕吐少见，血便发生也较晚。

## 四、辅助检查

1. 腹部 B 超　在套叠部位横断扫描可见同心圆或靶环状肿块图像，纵断扫描可见"套筒征"。

2. B 超监视下水压灌肠　可见靶环状肿块影退至回盲部，"半岛征"由大到小，最后消失，诊断治疗同时完成。

3. 空气灌肠　可见杯口阴影，能清楚看见套叠头的块影，并可同时进行复位治疗。

4. 钡剂灌肠　可见套叠部位充盈缺损和钡剂前端的杯口影，以及钡剂进入鞘部与套入部之间呈现的线条状或弹簧状阴影。只用于慢性肠套叠的疑难病例。

## 五、治疗要点

急性肠套叠是急症，其复位是紧急的治疗措施，一旦确诊需立即进行。

1. 非手术治疗　灌肠疗法适用于病程在 48 小时以内，全身情况良好，无腹胀、明显脱水及电解质紊乱者。包括 B 超监视下水压灌肠、空气灌肠、钡剂灌肠复位三种。首选空气灌肠，钡剂灌肠复位目前已很少用。

2. 手术疗法　用于灌肠不能复位的失败病例、肠套叠超过 48～72 小时、疑有肠坏死或肠穿孔以及小肠型肠套叠的病例。手术方法包括单纯手法复位、肠切除吻合术或肠造瘘术等。

## 六、常见护理诊断/问题

1. 急性疼痛　与肠系膜受牵拉和肠管强烈收缩有关。

2. 知识缺乏　患儿家长缺乏有关疾病护理的相关知识。

## 七、护理措施

1. 密切观察病情　健康婴幼儿突然发生阵发性腹痛、呕吐、便血和腹部扪及腊肠样肿块时可确诊肠套叠，应密切观察腹痛的特点及部位，以助于诊断。

2. 非手术治疗效果观察　密切观察患儿腹痛、呕吐、腹部包块情况。灌肠复位成功的表现：①拔出肛管后排出大量带臭味的黏液血便或黄色粪水；②患儿安静入睡，不再哭闹及呕吐；③腹部平软，触不到原有的包块；④复位后给予口服 0.5～1g 活性炭，6～8 小时后可见大便内炭末排出。如患儿仍然烦躁不安，阵发性哭闹，腹部包块仍存，应怀疑是否套叠还未复位或又重新发生套叠，应立即通知医生作进一步处理。

3. 手术护理　术前密切观察生命体征、意识状态，特别注意有无水电解质紊乱、出血及腹膜炎等征象，做好术前准备；向家长说明选择治疗方法的目的，消除其心理负担，争取对治疗和护理的支持与配合。对于术后患儿，注意维持胃肠减压功能，保持胃肠道通畅，预防感染及吻合口瘘。患儿排气、排便后可拔除胃肠引流管，逐渐恢复由口进食。

（肖　乾）

# 第五节　先天性巨结肠

先天性巨结肠（congenital megacolon）又称先天性无神经节细胞症（aganglionosis）或赫什朋病（Hirschsprung disease，HD），是由于直肠或结肠远端的肠管持续痉挛，粪便淤滞在近端结肠而使该段肠管肥厚、扩张。本病是较常见的先天性肠道发育畸形，发病率为 1/2 000～1/5 000，男女比为（3～4）：1，有遗传倾向。

## 一、病因和病理生理

目前认为本病是多基因遗传和环境因素共同作用的结果。其基本病理变化是局部肠壁肌间和黏膜下神经丛缺乏神经节细胞，致该段肠管收缩狭窄呈持续痉挛状态，痉挛肠管的近端因肠内容物堆积而扩张，在形态上可分为痉挛段、移行段和扩张段 3 部分。根据病变肠管痉挛段的长度，可分为常见型（病变自肛门向上达乙状结肠远端，约占85%）、短段型（病变局限于直肠下端，约占10%）、长段型（病变肠段延伸至降结肠以上，约占4%）、全结肠型（约占1%）。

## 二、临床表现

1. 胎粪排出延迟、顽固性便秘和腹胀　患儿生后24～48小时内多无胎便或仅有少量胎便捧出，生后2～3天出现腹胀、拒食、呕吐等急性低位性肠梗阻表现，以后逐渐出现顽固性便秘。患儿数日甚至1～2周以上排便一次，腹胀明显，可见肠型和蠕动波，经灌肠排出奇臭粪便和气体后症状好转，后又反复，严重者必须依赖灌肠才能排便。

2. 呕吐、营养不良、发育迟缓　由于功能性肠梗阻，可出现呕吐，量不多，呕吐物含少量胆汁，严重者可见粪液。由于腹胀、呕吐、便秘使患儿食欲下降，影响营养吸收致营养不良、发育迟缓。

3. 并发症　患儿常并发小肠结肠炎、肠穿孔及继发感染。

## 三、辅助检查

1. X 线检查　腹部平片多提示低位结肠梗阻，近端结肠扩张，盆腔无气体；钡剂灌肠检查可显示痉挛段及其上方的扩张肠管，排钡功能差。

2. 活体组织检查　取直肠黏膜或直肠壁肌层组织检查，多提示无神经节细胞。

3. 肌电图检查　可见低矮波形，频率低，不规则，峰波消失。

## 四、治疗要点

少部分慢性以及轻症患儿可选用灌肠等保守治疗；对于体重 >3kg、全身情况较好者，尽早施行根治术，即切除无神经节细胞肠段和部分扩张结肠；对于新生儿，年龄稍大但全身情况较差，或并发小肠结肠炎的患儿，先行结肠造瘘术，待全身情况、肠梗阻及小肠结肠炎症状缓解后再行根治手术。施行根治术前应清洁灌肠，纠正脱水、电解质紊乱及酸碱平衡失调，加强支持疗法，改善全身状况。

## 五、常见护理诊断/问题

1. 便秘　与远端肠段痉挛、低位性肠梗阻有关。
2. 营养失调：低于机体需要量　与便秘、腹胀引起食欲减退有关。
3. 生长发育迟缓　与腹胀、呕吐、便秘使患儿食欲减退，影响营养物质吸收有关。
4. 知识缺乏　家长缺乏疾病治疗及护理的相关知识。

## 六、护理措施

### （一）术前护理

1. 清洁肠道、解除便秘　口服缓泻剂、润滑剂，帮助排便；使用开塞露、扩肛等刺激括约肌，诱发排便；部分患儿需用生理盐水进行清洁灌肠，每日1次，肛管插入深度要超过狭窄段肠管，忌用清水灌肠，以免发生水中毒。
2. 改善营养　对存在营养不良、低蛋白血症者应加强支持疗法。
3. 观察病情　特别注意有无小肠结肠炎的征象，如高热、腹泻、排出奇臭粪液，伴腹胀、脱水、电解质紊乱等，并做好术前准备。
4. 做好术前准备　清洁肠道；术前2天按医嘱口服抗生素，检查脏器功能并作相应处理。
5. 健康教育　向家长说明选择治疗方法的目的，消除其心理负担，争取对治疗和护理的支持与配合。

### （二）术后护理

1. 常规护理　禁食至肠蠕动功能恢复；胃肠减压防止腹胀；记尿量；更换伤口敷料以防感染；按医嘱应用抗生素。
2. 观察病情　观察体温、大便情况，如体温升高、大便次数增多，肛门处有脓液流出，直肠指检可扪得吻合口裂隙，表示盆腔感染；如术后仍有腹胀，并且无排气、排便，可能与病变肠段切除不彻底，或吻合口狭窄有关，均应及时报告医生进行处理。
3. 健康教育　指导家长术后2周左右开始每天扩肛1次，坚持3~6个月，同时训练排便习惯，以改善排便功能，如不能奏效，应进一步检查和处理；定期随诊，确定是否有吻合口狭窄。

（朱梦云）

# 第六节　先天性胆管疾病

## 一、先天性胆管闭锁

先天性胆管闭锁（congenital biliary atresia）是先天性胆管发育障碍导致胆管梗阻，是新生儿胆汁淤积最常见的原因。在亚洲，尤其是我国和日本发病率较高，女孩发病率高于男孩，约为3：2。

### （一）病因和病理生理

本病病因尚未完全明了，主要有两种学说：①先天性发育畸形学说：胚胎期2~3个月时发育障碍，胆管无空泡化或空泡化不完全，则造成胆管全部或部分闭锁。②病毒感染学说：胚胎后期或出生早期患病毒感染，引起胆管上皮损伤、胆管周围炎及纤维性变等而引起胆管部分或完全闭锁。

肝内和（或）肝外各级胆管闭锁所致的进行性胆汁性肝硬化是本病的特点。由于胆汁排出受阻，肝脏体积逐渐增大为正常的 1～2 倍，质地坚硬、结节状、暗绿色。大体类型主要分为 3 型：Ⅰ 型为胆总管闭锁，肝管未闭锁，占 5%～10%；Ⅱ 型为肝管闭锁，而胆囊及胆总管存在，称为胆总管未闭锁型胆管闭锁；Ⅲ 型为肝门部闭锁。Ⅱ 型和 Ⅲ 型占 85% 以上，以往由于无法进行胆管肠管吻合而被称为"不可矫治型"。

### （二）临床表现

1. 黄疸　为本病特征性表现。一般出生时并无黄疸，1～2 周后出现，呈进行性加重，巩膜、皮肤由黄转为暗绿色，皮肤瘙痒严重。粪便渐成白陶土样；尿色随黄疸加深而呈浓茶样。

2. 肝脾肿大　腹部逐渐膨隆，肝脏随病情发展而呈进行性肿大，质地由软变硬，2～3 个月即可发展为胆汁性肝硬化及门静脉高压。

3. 发育迟缓　未及时治疗者 3 个月后发育渐显迟缓，可维持 8～12 个月，终因营养不良、感染、门静脉高压、出血、肝功能衰竭、肝性脑病而死亡。

### （三）辅助检查

1. 实验室检查　①血清直接胆红素持续升高；②谷丙转氨酶、谷草转氨酶、碱性磷酸酶均增高，γ-谷氨酰胺转肽酶亦可升高；③血浆低密度脂蛋白-X（LP-X），>5 000mg/L 则胆管闭锁可能性大。

2. 超声显像检查　若未见胆囊或见有小胆囊（1.5cm 以下）则疑为胆管闭锁，但如探得胆囊也不能完全排除胆管闭锁。

3. 放射性核素显影　不能显示胆管。

4. 十二指肠引流液分析　胆管闭锁患儿十二指肠液不含胆汁，化验无胆红素或胆酸。

5. 影像学检查　有助于诊断。

### （四）治疗要点

早期诊断早期治疗者预后较好。

手术治疗是唯一有效方法。Kasai 根治术（肝门-空肠吻合术）仍然是胆管闭锁的首选手术方法，而肝移植适用于晚期病例和 Kasai 根治术失败的患儿。Kasai 根治术强调早期诊断和治疗，手术争取在出生后 2 个月进行，最迟不超过 3 个月，以避免发展为不可逆性肝硬化。

# 二、先天性胆管扩张症

先天性胆管扩张症（congenital biliary dilatation，CBD）是胆总管和胰管连接部发育异常导致的先天性胆管畸形。一般认为亚洲人群发病率较欧美高，女孩发病率高于男孩，为（3～4）∶1，约 80% 病例在儿童期发病。

### （一）病因和病理生理

病因未完全明了。胆管壁先天性发育不良及胆管末端狭窄或闭锁是发生本病的基本因素，可能的原因有：①先天性胰胆管合流异常：胰胆管共同通道过长，达 2～3cm 以上，胆总管与胰管未正常分离或呈直角汇入胰管。因胰管内压力较胆总管内压力高，胰液可反流入胆总管，破坏其黏膜、管壁平滑肌和弹性纤维，使管壁失去张力，而发生扩张；②先天性胆管发育不良：胚胎发育过程中，原始胆管充实期后的空泡化再贯通过程发生障碍，远端出现狭窄，近端则发生扩张而形成本病；③遗传因素：女孩发病率高于男孩，可能与性染色体异常有关。

由于胆总管远端狭窄，致近端胆总管呈球囊状或梭状扩张，其内常因胆汁潴留而并发反复感染，致管壁增厚、纤维结缔组织增生、弹性纤维破坏，黏膜内皮消失，严重者可发生溃疡、甚至恶变；至成人期癌变率可达 10% 以上。扩张胆管内亦常并发结石。

根据胆管扩张的部位、范围和形态，分为 Ⅰ 型（囊状扩张型）、Ⅱ 型（憩室型）、Ⅲ 型（胆总管囊性脱垂型）、Ⅳ 型（肝内外胆管扩张型）、Ⅴ 型（单纯性肝内胆管扩张型）5 种类型，其中囊状扩张型最常见，占90%。

## （二）临床表现

典型临床表现为腹痛、黄疸和腹部包块3个基本症状，呈间歇性发作。

1. 腹痛　以右上腹多见，多为钝痛，严重者出现绞痛，间歇性发作，患儿常屈膝俯卧位。

2. 黄疸　轻者临床上可无黄疸，随腹痛、发热后出现黄疸，多呈间歇性发生，严重者粪便变灰白，小便赤黄。

3. 腹部肿块　约80%年长患儿的右上腹可触及表面光滑的囊性肿块。腹痛发作并发感染、黄疸时，肿块可增大可有压痛；症状缓解后肿块可缩小。

4. 其他　并发急性感染时可有畏寒、发热等表现。晚期可出现胆汁性肝硬化和门脉高压的临床表现。

## （三）辅助检查

生化检查肝脏、胰脏功能，有助于对黄疸的监测和鉴别；B超检查或放射性核素扫描可检出绝大多数囊肿，经皮肝穿刺胆管造影（PTC）、纤维内镜下逆行胰胆管造影（ERCP）等检查均对确诊有帮助。

## （四）治疗要点

本病一经确诊应及早手术，完全囊肿切除术和胆肠Roux－en－Y吻合术是治疗本病的主要手段，疗效好。对于并发严重感染或穿孔等病情危重者，可先行囊肿造瘘外引流术，待感染控制、全身情况改善后再行胆管重建术。如肝内胆管扩张病变累及全肝或已并发肝硬化，考虑施行肝移植手术。

# 三、先天性胆管疾病患儿的护理

## （一）常见护理诊断/问题

1. 营养失调：低于机体需要量　与肝功能受损有关。

2. 生长发育迟缓　与肝功能受损致消化吸收功能障碍有关。

3. 疼痛　与胆管扩张胰胆液反流有关。

4. 有感染的危险　与肝功能受损致机体抵抗力下降有关。

## （二）护理措施

1. 术前护理

（1）改善营养状况：由于肝功能受损，术前应积极纠正贫血、低蛋白血症、电解质及酸碱平衡紊乱。按医嘱静脉输注白蛋白、全血、血浆、脂肪乳或氨基酸以改善患儿营养状况及贫血。

（2）做好肠道术前准备。

（3）心理护理：向家长介绍预后及手术的必要性，使其对患儿的疾病及病情有所了解，增强对手术的信心，并能积极配合疾病的治疗和病情的观察。

2. 术后护理

（1）常规护理：监测生命体征，麻醉清醒后即取头高位或半卧位。

（2）保持引流通畅：①适当约束患儿，妥善固定导管，严防脱出；②妥善连接导管与各型引流收集器具，维持其重力引流或负压引流状态；③观察并记录引流液量和性状，若有异常，应立即联系医生；④保持导管通畅，必要时按无菌原则疏通管腔；⑤如果发生导管脱出，应立即报告医生，不可试行重新置入，防止损伤吻合口或脏器，导致出血、感染或吻合口瘘；⑥加强导管周围皮肤护理，可涂氧化锌软膏，及时更换敷料；⑦拔除导管时间须待组织愈合，或在体腔内导管周围形成纤维包绕，或经造影检查确定。

（3）饮食护理：术后应尽早恢复母乳喂养。指导产妇定时哺乳或挤出奶汁喂养婴儿，是保证妇婴健康的最佳选择。对贫血、低蛋白血症或术后并发胆瘘、肠瘘等患儿，应给予静脉补液，或短期实施胃肠外营养支持。

（4）并发症护理：胆瘘及腹部切口裂开是术后主要的并发症，术后腹胀导致腹内压过高是切口裂开的直接原因，多发生在术后 3~7 天。患儿突然哭闹不安、腹肌紧张并有压痛、切口有胃肠液、胆汁样液溢出，应警惕胆、肠瘘，应立即报告医生。持续胃管、肛管减压，能促进肠蠕动尽早恢复；腹带保护等是减轻腹胀，防止切口裂开的有效方法。

（5）心理护理：给家长以心理上支持，鼓励家长参与护理过程。治疗和护理按计划按时集中进行，保证患儿充分的睡眠。

（张　芳）

# 第七节　先天性直肠肛管畸形

先天性直肠肛管畸形（congenital anorectal malformation）是新生儿常见病，居消化道畸形第一位，我国的发病率约为 1∶4 000，男女孩发病率大致相等，但仍以男孩稍多。先天性直肠肛管畸形常伴发心血管、消化道、肢体等其他畸形，畸形并存率高达 50%。

## 一、病因和病理生理

直肠肛管畸形的发生是正常胚胎发育期发生障碍的结果。引起直肠肛管发育障碍的原因尚不清楚。

胚胎 4~5 周，后肠与尿囊构成共同的泄殖腔，并向原肛移行。第 5 周，后肠与泄殖腔接合处的中胚层下移形成泄殖腔隔。第 7 周，后肠末端形成直肠与前方的尿生殖道完全分开。第 8 周，原始肛凹陷向头端发育与直肠末端相接，肛膜破裂，形成肛门。若发生泄殖腔分隔过程的障碍，则可形成直肠肛管与前方阴道、尿路之间异常的各型瘘管；若肛门开通过程发生异常，则可形成各型闭锁、狭窄及异位肛门等畸形。

由于先天性发育障碍，造成排便功能不同程度的异常或失控。若未及时发现和处理，新生儿可死于完全性低位肠梗阻。另外，直肠肛管畸形多伴发骶管发育不全或脊柱裂，可导致或加重排便功能障碍。

## 二、临床表现

由于在正常位置没有肛门，绝大多数直肠肛管畸形患儿易被发现。

1. 一般表现　出生后 24 小时无胎粪排出，或仅有少量胎粪从尿道、会阴口排出，正常肛门位置无肛门开口。患儿早期即有恶心、呕吐，呕吐物初为胆汁，以后为粪便样物。2~3 天后腹部膨隆，可见腹壁肠蠕动，出现低位肠梗阻症状。

2. 无瘘型表现　闭锁位置较低者，如肛门膜状闭锁在原肛门位置有薄膜覆盖，通过薄膜隐约可见胎粪存在，啼哭时隔膜向外膨出。偶有薄膜部分穿破，但破口直径仅有 2~3mm，排便仍不通畅，排便时婴儿哭闹。针刺肛门皮肤可见括约肌收缩。闭锁位置较高者，在原正常肛门位置皮肤略显凹陷，色泽较深，婴儿啼哭时局部无膨隆，用手指触摸无冲击感。

3. 有瘘型表现　有瘘型瘘口狭小者，可少量胎粪排出，但随着喂养，逐渐出现腹胀和呕吐，甚至粪样呕吐等低位肠梗阻症状；有瘘型瘘口较大者，排便困难等肠梗阻症状出现较晚，可延迟数月始被发现。高位直肠闭锁，虽有肛门但无胎粪排出。男婴约 5% 为高位型畸形，且多伴有泌尿系瘘，由尿道排出胎粪及气体。女婴约 8% 为中间位或低位型畸形，多伴有阴道或前庭瘘。低位皮肤瘘口多位于会阴、阴囊中缝处，可见含有胎粪的瘘管通入狭窄的肛门。

## 三、辅助检查

1. 发现无肛门或异位瘘口即可确诊　直肠闭锁者，需肛门指诊确定。测定直肠盲端与肛痕皮肤间距，可采用穿刺法，有瘘者可用探针测试。间距较小者，患儿哭闹时，肛痕处有冲动感。

2. 影像学检查　①X 线检查：为常用方法。采用倒置位摄片法，可判断畸形位置高低。②B 超：可测出直肠盲端与肛痕皮肤间距。③CT 或 MRI：可显示直肠肛管畸形与邻近盆腔脏器及周围组织的关系。

## 四、治疗要点

除少数肛门狭窄患儿可用扩肛疗法外，多数应经手术重建肛门位置和功能。低位闭锁型须争取在出生后 24 小时内急诊行肛门成形术；高位闭锁型可先行结肠造瘘，6 个月后再行肛门成形术。有瘘型，瘘管较粗，出生后排便无明显困难者可择期手术；有直肠、泌尿系瘘者，因有逆行感染的危险，应尽早手术。手术大致可分为经会阴肛门成形术、骶会阴肛门成形术和腹骶会阴肛门成形术。

## 五、常见护理诊断/问题

1. 排便异常　与直肠肛管畸形有关。
2. 有感染的危险　与粪便经异常瘘口，造成逆行感染有关。

## 六、护理措施

1. 术前按腹部手术常规护理　禁食，建立静脉通道，纠正水电解质、酸碱失衡，腹胀明显给予胃肠减压；向家长说明选择治疗方法的目的，消除其心理负担，争取对治疗和护理的支持与配合。
2. 术后护理　参见相关章节。

（田　华）

# 第八节　急性上呼吸道感染

急性上呼吸道感染（acute upper respiratory infection，AURI）指鼻腔、咽或喉部急性炎症的总称，简称上感，俗称"感冒"。本病是儿童时期最常见的急性感染性疾病，常诊断为"急性鼻炎""急性咽炎""急性扁桃体炎"等。该病一年四季均可发生，在北方寒冷多变的冬春季节，南方湿度较大的夏秋雨季更容易造成流行。主要是空气飞沫传播。一次患病后产生的免疫力不足，故可反复患病。

## 一、病因

各种病毒和细菌均可引起，但 90% 以上为病毒所致，主要有鼻病毒、呼吸道合胞病毒、流感病毒、副流感病毒、腺病毒、柯萨奇病毒、埃可病毒、冠状病毒、单纯疱疹病毒、EB 病毒等。病毒感染后可继发细菌感染，最常见的是溶血性链球菌，其次为肺炎球菌、流感嗜血杆菌等。肺炎支原体也可引起感染。

由于上呼吸道的解剖生理和免疫特点，婴幼儿易患上呼吸道感染。营养不良、缺乏锻炼或过度疲劳以及有过敏体质的儿童，由于身体抵抗能力下降，易患上呼吸道感染。上呼吸道感染的发生发展不仅取决于入侵病原体的种类、毒性和数量，与宿主的防御功能和环境因素密切相关。因此加强儿童身体锻炼，改善营养状况，提高环境卫生对预防上感十分重要。

## 二、临床表现

临床症状轻重不一，与年龄、病原体及机体抵抗力不同有关。年长儿症状较轻，以局部症状为主，无全身症状或全身症状较轻；婴儿病情大多较重，常有明显的全身症状。

### （一）一般类型上感

1. 潜伏期　常于受凉后 1～3 天出现症状。
2. 轻症　患儿只有局部症状和体征，主要表现为鼻咽部症状，如鼻塞、流涕、喷嚏、干咳、咽痒、咽痛等，多于 3～4 天自然痊愈。新生儿和小婴儿可因鼻塞而出现张口呼吸或拒乳。体检可见咽部充血、淋巴滤泡，扁桃体可肿大、充血并有渗出物，颌下淋巴结肿大、触痛。肠道病毒引起者可出现不同形态的皮疹。肺部听诊一般正常。

3. 重症　表现为全身症状，尤其婴幼儿起病急，多有高热，体温可高达 39～40℃，常持续 2～3 天至 1 周左右，常伴有呕吐、腹泻、烦躁不安，甚至高热惊厥。年长儿也表现为发热、头痛、全身不适、乏力等。部分患儿发病早期，可有阵发性脐周疼痛，有的类似急腹症，与发热所致肠痉挛或肠系膜淋巴结炎有关。

## （二）流行性感冒

由流感病毒、副流感病毒引起，简称流感，有明显的流行病学史，潜伏期一般 1～3 天，起病初期传染性最强。典型流感，呼吸道症状可不明显，而全身症状重，如发热、头痛、咽痛、肌肉酸痛、全身乏力等，有的可引起支气管炎、中耳炎、肺炎等并发症及恶心、呕吐等呼吸道外的各种病症。体检可见眼结膜外眦充血、咽部充血、软腭上滤泡。

## （三）两种特殊类型上感

1. 疱疹性咽峡炎（herpangina）　主要由柯萨奇 A 组病毒引起，好发于夏秋季。起病急，高热、咽痛、流涎、拒食、呕吐等。体检可见咽部充血，咽腭弓、悬雍垂、软腭等处有直径 2～4mm 的疱疹，周围有红晕，疱疹破溃后形成小溃疡。病程 1 周左右。

2. 咽 - 结合膜热（pharyngo - conjunctival fever）　由腺病毒引起，常发生于春夏季，散发或发生小流行。以发热、咽炎、结合膜炎为特征。临床主要表现为发热、咽痛、眼部刺痛、咽部充血，一侧或双侧滤泡性眼结合膜炎，颈部、耳后淋巴结肿大，有的伴胃肠道症状。病程 1～2 周。

上呼吸道感染可并发鼻窦炎、中耳炎、喉炎、咽后壁脓肿、颈淋巴结炎、支气管炎、支气管肺炎等，其中肺炎是婴幼儿时期最严重的并发症。年长儿若链球菌性上感可引起急性肾小球肾炎、风湿热。

# 三、辅助检查

病毒感染时白细胞计数偏低或正常，中性粒细胞减少，淋巴细胞计数相对增高。病毒分离和血清学检查可明确病原菌。细菌感染时白细胞计数和中性粒细胞增高，咽拭子培养可发现致病菌。C - 反应蛋白升高。

# 四、治疗要点

1. 一般治疗　病毒性上呼吸道感染为自限性疾病，无须特殊治疗。注意休息、多饮水、居室通风，做好呼吸道隔离，预防并发症的发生。

2. 病因治疗

（1）病毒感染者主张早期应用抗病毒药物，可用利巴韦林（病毒唑，virazole），有广谱抗病毒作用，剂量 10～15mg/（kg·d），疗程 3～5 天，口服或静脉滴注。若为流行性感冒病毒感染，可在病初应用磷酸奥司他韦（oseltanuvir）口服，为神经氨酸酶抑制剂，对甲、乙型流感病毒均有效，每次 2mg/kg，每日两次，口服，疗程 5 天。病毒性结合膜炎可用 0.1% 阿昔洛韦滴眼，每 1～2 小时一次。

（2）细菌感染者，可加用抗菌药物，常用青霉素类、头孢菌素类及大环内酯类，疗程 3～5 天。如为链球菌感染或既往有肾炎或风湿热病史者，青霉素疗程应为 10～14 天。

3. 对症治疗　高热者给予物理降温或药物降温，高热惊厥者给予镇静、止惊处理；咽痛者可含服咽喉片。

# 五、常见护理诊断/问题

1. 舒适度减弱：咽痛、鼻塞　与上呼吸道炎症有关。
2. 体温过高　与上呼吸道感染有关。
3. 潜在并发症　热性惊厥。

# 六、护理措施

1. 一般护理　注意休息，减少活动。采取分室居住和佩戴口罩等方式进行呼吸道隔离。保持室内空气清新，但应避免空气对流。

2. 促进舒适　保持室温 18～22℃，湿度 50%～60%，以减少空气对呼吸道黏膜的刺激。保持口腔清洁，婴幼儿饭后喂少量的温开水以清洗口腔，年长儿饭后漱口，口唇涂油类以免干燥。及时清除鼻腔及咽喉部分泌物和干痂，保持鼻孔周围的清洁，并用凡士林、液状石蜡等涂抹鼻翼部的黏膜及鼻下皮肤，以减轻分泌物的刺激。嘱患儿不要用力擤鼻，以免炎症经咽鼓管向中耳发展引起中耳炎。如婴儿因鼻塞而妨碍吸吮，可在哺乳前 15 分钟用 0.5% 麻黄碱液滴鼻，使鼻腔通畅，保证吸吮。咽部不适时可给予润喉含片或雾化吸入。

3. 发热的护理　卧床休息，保持室内安静、温度适中、通风良好。衣被不可过厚，以免影响机体散热。保持皮肤清洁，及时更换被汗液浸湿的衣被。加强口腔护理。每 4 小时测量体温一次，并准确记录，如为超高热或有热性惊厥史者须 1～2 小时测量一次。退热处置 1 小时后复测体温，并随时注意有无新的症状或体征出现，以防惊厥发生或体温骤降。如有虚脱表现，应予保暖，饮热水，严重者给予静脉补液。体温超过 38.5℃ 时给予药物降温。若婴幼儿虽有发热甚至高热，但精神较好，玩耍如常，在严密观察下可暂不处置。若有高热惊厥病史者则应及早给予处置。

4. 保证充足的营养和水分　给予富含营养、易消化的饮食。有呼吸困难者，应少食多餐。婴儿哺乳时取头高位或抱起喂，呛咳重者用滴管或小勺慢慢喂，以免进食用力或呛咳加重病情。因发热、呼吸增快而增加水分消耗，所以要注意常喂水，入量不足者进行静脉补液。

5. 病情观察　密切观察病情变化，注意咳嗽的性质、神经系统症状、口腔黏膜改变及皮肤有无皮疹等，以便早期发现麻疹、猩红热、百日咳、流行性脑脊髓膜炎等急性传染病。注意观察咽部充血、水肿、化脓情况，疑有咽后壁脓肿时，应及时报告医师，同时要注意防止脓肿破溃后脓液流入气管引起窒息。有可能发生惊厥的患儿应加强巡视，密切观察体温变化，床边设置床挡，以防患儿坠床，备好急救物品和药品。

6. 用药护理　使用解热剂后应注意多饮水，以免大量出汗引起虚脱；高热惊厥的患儿使用镇静剂时，应注意观察止惊的效果及药物的不良反应；使用青霉素等抗生素时，应注意观察有无过敏反应的发生。

7. 健康教育

（1）儿童居室应宽敞、整洁、采光好。室内应采取湿式清扫，经常开窗通气，成人应避免在儿童居室内吸烟，保持室内的空气新鲜。

（2）合理喂养儿童，婴儿提倡母乳喂养，及时添加换乳期食物，保证摄入足量的蛋白质及维生素；要营养平衡，纠正偏食。

（3）多进行户外活动，多晒太阳，预防佝偻病的发生。加强体格锻炼，增强体质，加强呼吸肌的肌力与耐力，提高呼吸系统的抵抗力与适应环境的能力。

（4）在气候骤变时，应及时增减衣服，既要注意保暖、避免着凉，又要避免过多地出汗，出汗后及时更换衣物。

（5）在上呼吸道感染的高发季节，避免带儿童去人多拥挤空气不流的公共场所。体弱儿童建议注射流感疫苗增加对感染的防御能力。

（张丽萍）

# 参考文献

［1］唐少兰，杨建芬．外科护理．北京：科学出版社，2015.

［2］黄素梅，张燕京．外科护理学．北京：中国医药科技出版社，2013.

［3］李淑迦，应岚．临床护理常规．北京：中国医药科技出版社，2013.

［4］李建民，孙玉倩．外科护理学．北京：清华大学出版社，2014.

［5］尹安春，史铁英．内科疾病临床护理路径．北京：人民卫生出版社，2014.

［6］史淑杰．神经系统疾病护理指南．北京：人民卫生出版社，2013.

［7］于为民．肾内科疾病诊疗路径．北京：军事医学科学出版社，2014.

［8］蔡金辉．肾内科临床护理思维与实践．北京：人民卫生出版社，2013.

［9］张静芬，周琦．儿科护理学．北京：科学出版社，2016.

［10］武君颖，王玉玲．儿科护理．北京：科学出版社，2016.

［11］陈玉瑛．儿科护理学．北京：科学出版社，2015.

［12］胡莹．儿科护理学实训指导．杭州：浙江大学出版社，2012.

［13］申文江，朱广迎．临床医疗护理常规．北京：中国医药科技出版社，2013.

［14］屈红，秦爱玲，杜明娟．专科护理常规．北京：科学出版社，2016.

［15］潘瑞红．专科护理技术操作规范．武汉：华中科技大学出版社，2016.

［16］唐英姿，左右清．外科护理．上海：上海第二军医大学出版社，2016.

［17］沈翠珍．内科护理．北京：中国中医药出版社，2016.

［18］李娟．临床内科护理学．西安：西安交通大学出版社，2014.

［19］翁素贞，叶志霞，皮红英．外科护理．上海：复旦大学出版社，2016.

［20］刘梦清，余尚昆．外科护理学．北京：科学出版社，2016.

［21］徐燕，周兰姝．现代护理学．北京：人民军医出版社，2015.

［22］姜安丽．新编护理学基础．第2版．北京：人民卫生出版社，2013.

［23］李小寒．基础护理学．第5版．北京：人民卫生出版社，2012.

［24］尤黎明，吴瑛．内科护理学．北京：人民卫生出版社，2006.

［25］黄人健，李秀华．现代护理学高级教程．北京：人民军医出版社，2014.

［26］王爱平．现代临床护理学．北京：人民卫生出版社，2015.

［27］孟共林，李兵，金立军．内科护理学．北京：北京大学医学出版社，2016.

［28］陆一春，刘海燕．内科护理学．北京：科学出版社，2016.

［29］王骏，万晓燕，许燕玲．内科护理学．大连：大连理工大学出版社，2016.

［30］游桂英，方进博．心血管内科护理手册．北京：科学出版社，2015.

［31］赵爱萍，吴冬洁，张凤芹．心内科临床护理．北京：军事医学科学出版社，2015.